HEYNE <

Die Autorin

Mara Ordemann wurde in den Wirren des letzten Krieges im Zeichen des doppelten Widders geboren. Heute lebt sie in der Mitte Deutschlands. Als gelernte Übersetzerin für Englisch, Spanisch und Französisch verdiente sie viele Jahre ihren Lebensunterhalt mit medizinischen Fachübersetzungen – eine gute Vorbereitung für ihren späteren Lebensweg als Heilpraktikerin. Nachdem sie elf Jahre eine Naturheilpraxis im Westerwald mit den Schwerpunkten Klassische Homöopathie, medizinische Heilhypnose und anderen Naturheilverfahren betrieben hat, führt sie diese seit Kurzem aus zeitlichen Gründen nicht mehr.
Mara Ordemann liebt – außer Rosen –, ihre Familie, ihren Freundeskreis, ihre kleine Tigerkatze, Reisen, Musik, die Natur, Lachen, gute Gespräche, das Leben und alles, was »kreucht und fleucht«.

MARA ORDEMANN

TASCHEN APOTHEKE NATUR HEILKUNDE

Wirksame Soforthilfe
bei über 100 Beschwerden von A – Z

WILHELM HEYNE VERLAG
MÜNCHEN

Das vorliegende Buch ist sorgfältig erarbeitet worden.
Dennoch erfolgen alle Angaben ohne Gewähr. Die dargestellten Behandlungsvorschläge ersetzen nicht die Betreuung durch einen Arzt, Heilpraktiker oder Psychotherapeuten.
Weder Autor noch Verlag können für eventuelle Nachteile oder Schäden, die aus den im Buch gemachten praktischen Hinweisen resultieren, eine Haftung übernehmen.

FSC
Mix
Produktgruppe aus vorbildlich bewirtschafteten Wäldern und anderen kontrollierten Herkünften

Zert.-Nr. SGS-COC-1940
www.fsc.org

Verlagsgruppe Random House FSC-DEU-0100
Das für dieses Buch verwendete
FSC-zertifizierte Papier *Lux Cream*
liefert Stora Enso, Finnland.

Originalausgabe 03/2010

Printed in Germany 2010
Redaktion: Karin Weingart
Umschlaggestaltung: Guter Punkt, München
Umschlagmotive: Kamille: © almagami / Shutterstock;
Tee: © Elena Schweitzer / Shutterstock;
Rote Blüte: Beata Becla / Shutterstock
Herstellung: Helga Schörnig
Gesetzt aus der 10,1/13 Punkt Sabon
bei C. Schaber Datentechnik, Wels
Druck und Bindung: GGP Media GmbH, Pößneck

ISBN 978-3-453-70131-1

www.heyne.de

In Liebe für »Little Sister«

Gesundheit ist nicht alles,
aber ohne Gesundheit ist alles nichts!

(Volksweisheit)

Inhalt

Vorbemerkung

»Gesundheit fordern die Menschen in ihren Gebeten. Sie wissen aber nicht, dass sie selbst Macht darüber haben.« (Demokrit, griechischer Naturphilosoph, 460–371 v. Chr.) Ein denkwürdiger Satz – umso mehr, als er schon vor weit mehr als 2000 Jahren niedergeschrieben wurde. Und doch ist diese Mahnung zur gesundheitlichen Selbstverantwortung heute aktueller denn je.

Lange blieb sie ungehört. Jetzt aber, zu Beginn des 21. Jahrhunderts, besinnen sich immer mehr Menschen auf die »Macht«, die sie selbst über ihr Wohlbefinden haben. Ihnen ist bewusst geworden, dass sie etwas tun können (und müssen), um gesund zu bleiben. Sie bemühen sich um eine ausgewogene Ernährung, treiben mehr Sport und überdenken ihr Verhältnis zu den Halbgöttern der Schulmedizin.

Viele – wie Sie, die Sie dieses Buch gekauft haben – wenden sich der Naturheilkunde zu, wofür es gewichtige Gründe gibt, wie Sie sehr wohl wissen. Denn die Naturmedizin ist, um nur einiges davon zu nennen, verträglicher, ärmer an Nebenwirkungen, umweltschonender, insgesamt sanfter – und wird dem Menschen in seiner ganzen Komplexität aus Körper, Geist und Seele gerechter.

Bedauerlicherweise bleibt aber auch der/die Gesundheitsbewussteste nicht von den kleinen Zipperlein des Alltags verschont. Hier soll und kann (hoffe ich jedenfalls) dieses Büchlein helfen.

Es ist die Quintessenz meiner langjährigen Erfahrungen als Heilpraktikerin – anwendbar für den Hausgebrauch. Dass es in ernsteren Fällen den Besuch beim Arzt oder Naturheilkundler nicht ersetzen kann, versteht sich.

Schlagen Sie einfach nach. Von **A** wie »Abszess« und »Abwehrschwäche« bis **Z** (»Zeckenbisse«, »Zerrungen«) finden Sie im Hauptteil (»Beschwerden …«) Vorschläge für Selbstbehandlung bzw. Erste-Hilfe. Dabei handelt es sich um Mittel und Methoden aus dem Schatz der alten Hausmittel, der Homöopathie, der Pflanzenheilkunde. Auch die im gegebenen Fall zu empfehlenden Schüßler-Salze und Spenglersan-Kolloide führe ich an. Was die im Buch erwähnten Fertigprodukte betrifft, so habe ich dazu jeweils nur einen Markennamen pro Wirkstoff angeführt. Für die meisten Wirkstoffe sind unterschiedliche Produkte verschiedener Hersteller auf dem Markt. Ihre Apothekerin informiert Sie gerne über solche Alternativprodukte, die denselben Wirkstoff enthalten wie das von mir erwähnte Fertigpräparat.

Bitte bedenken Sie, dass ein Mittel, das Ihnen einmal (z. B.) bei Kopfschmerzen geholfen hat, nicht unbedingt auch für Ihre Nachbarin das Mittel der Wahl ist. Und sogar bei Ihnen selbst kann es sein, dass diese bestimmte Arznei bei der nächsten Kopfschmerzattacke den Dienst verweigert; dafür wirkt eine andere. Menschen sind nun einmal alle verschieden, und auch jeder Einzelne ist veränderlich, in stetigem Fluss. Und die Naturheilkunde funktioniert nicht nach Schema F.

Sie ist auch keine Hauruck-Medizin (von einigen Ausnahmen auf dem Gebiet der Homöopathie abgesehen). Aber das gehört dazu: Gesundheitliche Selbstverantwortung bedarf – im Gegensatz zur Delegation an die chemische Keule im weißen Kittel – auch einer gewissen Mitarbeit, sie beruht darauf, dass der Mensch mitdenkt und in sich hineinhört. Und mitunter braucht sie auch etwas mehr Geduld. Aber Sie hätten nicht zu diesem Buch gegriffen, wenn Sie nicht wüssten, dass es sich auszahlt.

Wie Sie beim ersten Blick ins Inhaltsverzeichnis gesehen haben, besteht dieses Buch nicht nur aus dem A – Z der Beschwerden, es enthält auch einige kurze Kapitel mit allgemeinen Informationen (z. B. unter der Überschrift »Behandlungsvorschläge«). Vielleicht wäre es eine gute Idee, wenn Sie sich mit ihnen befassen, *bevor* es bei Ihnen oder einem Ihrer Angehörigen zur nächsten akuten Gesundheitsstörung kommt.

Eine letzte Bemerkung noch: Der Einfachheit halber verwende ich in diesem Buch in aller Regel die sprachlich männliche Form (*der* Arzt, *der* Patient, *der* Heilpraktiker). Im Grundsatz sind Frauen dabei ausdrücklich mit angesprochen.

Ich wünsche mir, aber vor allem Ihnen, dass Ihnen diese naturheilkundliche Taschenapotheke helfen möge, gesund zu bleiben bzw. gesünder zu werden, und dass Sie, wenn man Sie fragt: *Wie geht es Ihnen?* aus vollem Herzen sagen können: *Natürlich* geht es mir gut!

In diesem Sinne grüße ich Sie herzlich

Ihre
Mara Ordemann

BESCHWERDEN VON A–Z

Abkürzungen und Maßeinheiten

Drgs. = Dragees
Erw. = Erwachsene
Jugendl. = Jugendliche
Kaps. = Kapseln
Kdr. = Kinder
Kgl. = Kügelchen (= Globuli)
Kleinkdr. = Kleinkinder
Sgl. = Säuglinge
Tbl. = Tabletten
tgl. = täglich
Tr. = Tropfen
1 Schnapsglas = ca. 3 cl
1 Likörglas = ca. 20 ml

Homöopathie

Wenn nicht anders angegeben: C 30 jeweils 1 x 5 Kügelchen.
Weitere Dosierungs- und Anwendungsempfehlungen jeweils unter den einzelnen Behandlungsempfehlungen bzw. Fertigpräparaten.

Zur Orientierung

Detaillierte Beschreibungen der aufgeführten Präparate, Hausmittel und Anwendungen finden Sie über das Register auf S. 213–215.

Abszess

Hausmittel

Heilerde (äußerlich)

Kalte Auflagen bzw. Umschläge.

Retterspitz (äußerlich)

Kalte Auflagen bzw. Umschläge.

Zwiebeln

Warme Zwiebelringe auf die Stelle legen.

Pflanzenheilkunde

Teebaumöl

Mit Trägeröl (z. B. Weizenkeimöl) oder Heilerde mischen, 3 x tgl. auf die Stelle legen.

Homöopathie

Arnica C 30

Wenn im Anfangsstadium, ohne Eiter, mit kleinen, berührungsempfindlichen Furunkeln überall am Körper.

Arsenicum album C 30

Wenn brennende Schmerzen.
Schlimmer 24 Uhr – 2 Uhr und/oder wenn Wärme und warme Anwendungen bessern.

Belladonna C 30

Im Anfangsstadium, ohne Eiterbildung, am häufigsten Zahnwurzelabszess und Nagelumlauf.
Plötzlich auftretende, starke Schmerzen, die kommen und gehen. Die entsprechende Stelle ist heiß, rot geschwollen und sehr berührungsempfindlich.
Wenn besser durch Wärme.

Hepar sulphuris C 30

Bei Eiterbildung.
Wenn besser durch Wärme und warme Umschläge.

Sulphur C 30

Bei Eiterbildung, wenn brennend, juckend und wund machend.
Bei Verschlechterung durch Kontakt mit Wasser, Wärme und nachts.

Spenglersan
Kolloid G

Äußerlich: Furunkel 4 x 5 Tr. tgl. auf die Stelle tupfen.

Wenn Abszesse nicht abheilen oder immer wieder auftreten, kann eine Vergiftung des Körpers vorliegen. In diesem Fall muss unbedingt nach den Ursachen gesucht werden (z. B. Amalgamfüllungen in den Zähnen oder nach Einnahme von Antibiotika, die die Darmflora zerstören).

Abwehrschwäche

Allgemeines

Vitaminreiche Ernährung.

→ *Immunsystem* S. 136

Hausmittel

»Powercocktail«

Jeweils 2 Grapefruit, Zitronen, Orangen auspressen, bis 60 Grad erhitzen, + 1 EL Honig + 1 Schnapsglas Obstler, alles mischen, trinken, ab ins Bett und schwitzen.

»Immuncocktail«

$^1/_2$ l Obstler, 2 zerkleinerte rote Zwiebeln, 2 EL Honig 24 Std. ziehen lassen, 1 Schnapsglas tgl. trinken.

Pflanzenheilkunde

Aloe-Vera-Gel (innerlich)

1 – 2 x tgl. 1 Schnapsglas, kurmäßig,
z. B. 2 x 6 Wochen im Frühjahr und im Herbst.

Echinacin

3 x 20 Tr., kurmäßig.

HEVERT Stoffwechsel-Tee N

3 x 1 Tasse Tee tgl., so heiß wie möglich.

Nachtkerzenöl

Erw. 3 x 2 Kaps. Dreimonatskur

Schwarzkümmelöl

1 Kaps. morgens kurmäßig von September bis März, ggfs. auch mehr.

SANHELIOS Aagaard-Propolis-Kapseln

Erw. 1 x 1 tgl.; zu Beginn der Kur auch 2 x tgl. 1 Kaps.

Homöopathie

Echinacea C 30

1 x 5 einmalig (preiswerter als Tropfen.)

Schüßler-Salze

Nr. 4 Kalium chloratum D 6

3 x tgl. 1 – 2 Tbl. im Mund zergehen lassen.

Spenglersan

Kur zur Stärkung des Abwehrsystems.

Fertigpräparate

Wobenzym

Imupret

After (Einrisse durch harten Stuhl)

Schüßler-Salze

Nr. 8

Auch äußerliche Anwendung als Salbe.

Akne

(Sehr komplexes Thema, sollte professionell angegangen werden.)

Begleitend bzw. versuchsweise:

Pflanzenheilkunde

Aloe-Vera-Gel (äußerlich)

3 x tgl. mit Gel betupfen.

Cystus-Teekraut

Ausschläge tgl. mit dem Sud betupfen, bei größeren Flächen ein Teilbad machen.
Zusätzlich tgl. eine Tasse Cystus-Tee trinken.

Teebaumöl / Teebaumöl-Salbe

2 x tgl. äußerlich (zusätzlich zu anderer Therapie).

Schüßler-Salze

Salbe Nr. 3, Nr. 4, Nr. 8, Nr. 9

Akne (mit Entzündungen)

Pflanzenheilkunde

Schwarzkümmelöl

3 x 2 Kaps. tgl.

Schüßler-Salze

Salbe Nr. 3 (in der Pubertät), **Nr. 11, Nr. 12**

Allergien

(Sehr komplex, bedarf unbedingt professioneller Hilfe.)

Pflanzenheilkunde

Aloe-Vera-Gel

Innerlich und/oder äußerlich (unterstützend). Wenn innerlich: 1 Schnapsglas morgens und/oder abends.

Nachtkerzenöl

3 x 3/3 x 4 Kaps. tgl.

Angina

→ *Halsentzündung*

Angst vorm Fliegen (Flugreise)

Homöopathie

Ignatia D 30

Bei allgemeiner Flugangst. Jeweils 5 Kgl. 1 x am Abend vor dem Flug, am Morgen sowie 1 Std. vor dem Start.

Cimicifuga D 30

Bei Panikgefühl wegen Platzangst. 5 Kgl. 1 x vor dem Start und bei Bedarf.

Aconitum napellus

Bei Panikreaktionen mit körperlicher Unruhe. 5 Kgl. 1 Std. vor Abflug.

Argentum nitricum

Bei nervösen Magen-Darm-Beschwerden (Bauchkrämpfe und Durchfall), Gereiztheit und Ängstlichkeit. 5 Kgl. 1 Std. vor Abflug.

Bachblüten

Notfalltropfen (»Rescue«)

5 Tr. bei Bedarf.

Aphten

Pflanzenheilkunde

Aloe-Vera-Gel

Mundspülung (unverdünnt).

Grapefruitkern-Extrakt

Mundspülung tgl., Lösung: 10 Tr. auf 1 Glas Wasser. Aphten mehrmals tgl. betupfen mit 50-%-Lösung Wasser/Extrakt.

Schüßler-Salze

Grundsätzlich:

Salbe Nr. 3, Nr. 4, Nr. 7, Nr. 8

Bei Bläschen:

Salbe Nr. 8

Bei hellrotem Rand:

Salbe Nr. 5

Bei weißem / weißgrauem Belag:

Salbe Nr. 4

Homöopathie

Arsenicum album C 30

Bläuliche Bläschen mit brennenden Schmerzen. Wenn besser durch Wärme und warme Getränke.

Mercurius solubis C 30

Leicht blutende Aphten. Entzündung der Mundschleimhaut mit Eiterbildung und Geschwüren. Berührung und Kauen sehr schmerzhaft. Starker

Mundgeruch und starker Speichelfluss vor allem nachts.
Wenn kalte und heiße Getränke verschlimmern und lauwarme Getränke bessern.
ACHTUNG: Wenn Sie noch Amalgam im Mund haben, Mercurius solubis nicht verwenden, da dieses Mittel Amalgam lösen und Spuren davon ins Gehirn transportieren kann.

Nitricum acidum C 30

Das Mittel der ersten Wahl. Wirkt bei den meisten Menschen.

Sulphur C 30

Bei stark brennenden Bläschen. Wenn saurer, bitterer oder metallischer Geschmack im Mund und schlechter Mundgeruch.

Arteriosklerose

(Zur Unterstützung der fachkundigen Begleitung.)

Allgemeines

Viel Bewegung.
Viel Wasser trinken, mind. 2 l tgl.

Pflanzenheilkunde

Nachtkerzenöl

Vorbeugend 3 x 2 Kaps. tgl.

Aloe-Vera-Gel

1 x morgens, Menge je nach Schweregrad: 3 cl – 100 ml.

Fertigpräparate

Omega-3-Fettsäuren (Fischölkapseln)

Asthma

(Sehr komplexes Thema, unbedingt mit fachkundiger Behandlung.)

Begleitend:

Allgemeines

ACHTUNG: Bei Kälte besser zu Hause bleiben, da Kältereize zu einer spontanen Engstellung der Bronchien und zu einem Asthmaanfall führen können. Ggfs. Mundschutz.

Pflanzenheilkunde

Aloe-Vera-Gel

1 Schnapsglas morgens und/oder abends.

Nachtkerzenöl

3 x 3/3 x 4 Kaps. tgl., mind. 3 Monate.

Schwarzkümmelöl

3 x tgl. 2 Kaps. + (im akuten Fall) Inhalation alle 15 Min.

Atemwegserkrankungen

→ *Halsentzündung, Husten usw.*

Pflanzenheilkunde

Aloe-Vera-Gel

2 x tgl. 1 Schnapsglas

Schwarzkümmelöl

Inhalation oder 3 x 2 Kaps. tgl.

Fertigpräparate

Angocin

Umckaloabo

Augenjucken (Allergisch bedingt)

Homöopathie
Euphrasia C 30
Silicea C 30

Fertigpräparate
Conjunctisan B Augentropfen

1 – 2 Tr. mehrmals tgl. in den Bindehautsack des Auges einträufeln, Rest der Phiole in die Nase einschnauben.

Bauchschmerzen

→ *Magen-Darm-Beschwerden*

Bindehautentzündung

(Ggfs. den Arzt aufsuchen.)

Schüßler-Salze

Salbe Nr. 1, Nr. 3, Nr. 4, Nr. 9, Nr. 10, Nr. 12

Wenn eitrig:

Salbe Nr. 9, Nr. 11, Nr. 12

Homöopathie

Aconitum C 30

Nach kaltem Wind oder Zugluft, Staub, bei Schneeblindheit oder Erkältung.
Trockene, brennende Augen, starker Tränenfluss.
Besser durch Kälte und kalte Anwendungen.

Apis C 30

Bei allergischen Reaktionen.
Brennende, stechende Augenschmerzen. Augenlider stark geschwollen und Augen sehr lichtempfindlich.
Wenn schlimmer durch Wärme, besser durch kalte Anwendungen.

Argentum nitricum C 30

Eitrige Entzündung, oft zusammen mit Kopfschmerzen, der innere Augenwinkel ist rot geschwollen, Gefühl wie Sand in den Augen.
Oft bei Augenentzündung von Neugeborenen.
Wenn schlimmer durch Wärme und besser durch Kälte.

Arnica C 30

Bei Überanstrengung der Augen durch Lesen, Fernsehen oder Arbeit am Computer, Reizung durch Kontaktlinsen oder Verletzungen.

Belladonna C 30

Plötzlich auftretende Schmerzen, brennende Hitze in den Augen, diese sind glänzend und rot geschwollen.

Dulcamara C 30

Nach Nässe und/oder Kälte, z. B. nach dem Schwimmen oder bei Erkältungen.
Wenn gelbe Absonderungen.

Pulsatilla C 30

Bei Erkältungen. Dicke gelbe Absonderungen, entzündete, verklebte Augenlider. Gerstenkörner.
Wenn schlimmer durch Wärme und besser durch Kälte, frische Luft oder im Freien.

Blähungen

Hausmittel

Retterspitz (innerlich)

Pflanzenheilkunde

Aloe-Vera-Gel

1 Schnapsglas Gel in 1 Glas warmem Wasser aufgelöst vor den Mahlzeiten.

HEVERT Stoffwechsel-Tee N

3 x 1 Tasse Tee tgl., möglichst heiß.

Schwarzkümmelöl

3 x 2 Kaps. tgl.

Verdauungstee

Je 100 g Kümmel, Fenchel, Koriander, Kardamom mischen, 2 TL davon in eine Tasse, überbrühen, 4 Min. ziehen lassen.

Schüßler-Salze

Nr. 7, Nr. 8, Nr. 9, Nr. 10

Homöopathie

Carbo vegetabilis C 30

Nach fettem Essen, dem Verzehr von Milch/Milchprodukten.
Nach jedem Essen Darmgase und stark aufgetriebener Bauch.
Die Blähungen machen Herzdruck und Atembeschwerden.
Besser durch Abgang von Winden, Aufstoßen, frische Luft, Kälte.

Lycopodium C 30

Das Mittel der ersten Wahl. Hilft fast immer.

Pulsatilla C 30

Nach dem Verzehr von fetten Speisen, Eiscreme, Durcheinanderessen.
Die Verdauung ist sehr langsam, der Bauch stark aufgetrieben. Kolikartige Schmerzen.
Besser durch Kälte, frische Luft und Bewegung.

Sulphur C 30

Aufgeblähter Bauch mit lauten Darmgeräuschen.
Die Winde stinken nach faulen Eiern.

Fertigpräparate

Sämtliche Präparate mit Artischockenblätterextrakt.
Hier einige Beispiele:

Sanhelios Artischocken Dragees

Mit 12.000 mg/Kaps. höher dosiert als die meisten vergleichbaren Präparate.

1 – 2 Drgs. mit ausreichender Flüssigkeit zu den Hauptmahlzeiten.

Hepar-SL-forte

3 x 1 – 2 Kaps. tgl. unzerkaut mit Flüssigkeit zu den Mahlzeiten.

Iberogast

Blasenentzündung

Allgemeines

Viel Wasser trinken (mind. 3 l tgl.)

Wärme

Pflanzenheilkunde

Aloe-Vera-Gel

1 Schnapsglas Gel in 1 Glas warmes Wasser, 3 x tgl. vor den Mahlzeiten.

Preiselbeersaft trinken, wirkt keimtötend.

Fertigpräparate

Cranberry + C

Schüßler-Salze

Anfangsstadium:

Nr. 3

Ab dem 2. Tag:

Nr. 9

Wenn nass geworden:

Nr. 10

Wenn chronisch:

Nr. 11

Homöopathie

Cantharis C 30

Hauptmittel nach übermäßiger Sonne, Hitzschlag.
Harndrang ständig und schmerzhaft. Die Schmerzen sind brennend und schneidend vor, während und nach dem Wasserlassen, der Harn kommt nur tropfenweise.
Wenn schlechter durch Wasserlassen, Trinken von Kaffee und kaltem Wasser, besser durch kalte Anwendungen und Druck der Hände auf den Unterleib.

Causticum C 30

Nach Operationen und Anwendung eines Katheters, bei Blasenschwäche und Harnverhalten. Wenn keine Kontrolle über die Blase.

Colocynthis C 30

Nach Ärger, Wut und Kälte. Krampfartige Schmerzen. Der Kranke ist gereizt und ärgerlich.
Wenn schlechter durch Kälte, Feuchtigkeit, Aufregung und Druck. Und besser durch Wärmflasche und Zusammenkrümmen.

Dulcamara C 30

Nach Nasswerden und Kälte, bei Erkältung.
Der Patient »möchte, aber kann nicht«.

Nux vomica C 30

Nach Erkältung, Überanstrengung, Stress, Alkohol und Medikamentenmissbrauch. Der Kranke »möchte, aber kann nicht«. Ist sehr kälteempfindlich und überempfindlich.

Wenn schlechter durch Kälte, besser durch Wärme und geringfügiges Wasserlassen.

Pulsatilla C 30

Nach kalten Füßen, während der Schwangerschaft, vor der Menstruation.

Die Schmerzen sind während und nach dem Wasserlassen brennend und krampfartig. Der Kranke ist weinerlich.

Wenn schlechter im Liegen, durch Wärme; besser durch Kälte, Zuwendung und Bewegung.

Fertigpräparate

Angocin

Blaues Auge

Homöopathie

Arnica C 30

1 x 5 Kgl.

Wenn nicht innerhalb weniger Stunden deutlich besser, kann danach eine einmalige Gabe von

Ledum C 30

5 Kgl. gegeben werden.

Fertigpräparate

Wobenzym mit viel Wasser wirkt Wunder.

Blutdruck

Zu hoch:

Pflanzenheilkunde

Knoblauch

Am Tag mehrere Zehen. Gegen den Geruch hilft nach dem Essen ein Glas Milch oder frische Petersilie kauen.

→ *Knoblauchkur* S. 159

Nachtkerzenöl

3 x 2 Kaps. tgl.

Schwarzkümmelölkur

4 – 5 x tgl. je 5 Tr. Schwarzkümmelöl in ein Glas warmes Wasser geben, in kleinen Schlucken trinken. Gleichzeitig sollten andere blutdrucksenkende Mittel eingenommen werden.

Weißdorntabletten

Schüßler-Salze

Nr. 7

Wenn zu hoch durch Arteriosklerose:

Nr. 1, Nr. 2, Nr. 7, Nr. 8, Nr. 9, Nr. 11

Fertigpräparate

Coradol

3 x tgl. 1 TL vor den Mahlzeiten.

Zu niedrig:

Schüßler-Salze

Nr. 5, Nr. 7

Fertigpräparate

Korodin Herz-Kreislauf-Tropfen

Bluterguss

→ *Prellungen*

Brandwunden

→ *Verbrennungen*

Bronchitis

→ *Husten*

Brüche

→ *Knochenbrüche*

Cholesterinspiegel

Zu hoch:

Allgemeines

Heilerde (innerlich)

Mehrmals tgl. kleinere Mengen oder 3 x tgl. 1 – 2 Kaps.

Pflanzenheilkunde

Aloe-Vera-Gel

3 x tgl. 1 TL vor den Mahlzeiten.

Ingwertee

Knoblauchkur

Nachtkerzenöl

3 x 2 Kaps. mind. 3 Monate

Soja-Lecithin

2 – 3 EL tgl.

Tomatensaft + Karottensaft

300 ml tgl. trinken.

Schüßler-Salze

Nr. 7

Homöopathie

Berberis D 12

Leber entgiften mit 3 x 2 Kgl.

Fertigpräparate

Sanhelios Artischocken-Dragees

Hepar-SL-forte

Darmpilze

Pflanzenheilkunde

Aloe-Vera-Gel (innerlich)

1 Schnapsglas jeweils morgens und abends.
Zur Unterstützung der fachlichen Betreuung.

Diabetes

Unterstützend zur fachlichen Betreuung:

Pflanzenheilkunde

Aloe-Vera-Gel

1 Schnapsglas tgl. morgens und abends kurmäßig.

Nachtkerzenöl

4 x 2 Kaps.

Durchfall

Hausmittel

Kohle-Tabletten

Cola trinken (Kohlensäure rausrühren) und

Salzstangen (Salz abpulen) essen.

VORSICHT: Bei Diabetes keine Cola trinken.

Heilerde (innerlich)

Mehrmals tgl. größere Mengen.

Pflanzenheilkunde

Wenn chronisch:

Nachtkerzenöl

3 x 2 Kaps.

Schüßler-Salze

Nr. 3, Nr. 8

Bei akuten Bauchschmerzen:

Nr. 7

Homöopathie

Aconitum C 30

Nach Unterkühlung, kalten Getränken, kaltem trockenem Wind, aber auch bei Angst, z. B. vor Prüfungen.
Der Stuhl ist wässrig grün, der Kranke sehr unruhig und ängstlich.

Argentum nitricum C 30

Bei Lampenfieber, Prüfungsangst, Folge von Aufregung und zu vielen Süßigkeiten.
Spinatähnlicher Stuhl. Starke Blähungen mit Krämpfen und explosionsartigem Aufstoßen.
Aufstoßen bessert.

Arsenicum album C 30

Durch verdorbene Nahrung, kalte Getränke, Eiscreme, ungewohnte Kost auf Reisen und im Urlaub.
Anblick und Geruch von Speisen sind unerträglich.
Brennende Schmerzen im Magen-, Darm- und Afterbereich.
Der Durchfall ist wässrig. Erbrechen mit völliger Erschöpfung. Der Kranke ist käseweiß.
Beschwerden schlimmer nachts von 24 – 2 Uhr, besser durch Wärme.

Bryonia C 30

Nach Überhitzung mit starker Abkühlung.
Stechende, krampfartige Schmerzen. Trockenheit von Mund und Lippen.

Der Kranke hat Durst auf große Mengen kaltes Wasser.
Wenn schlimmer durch kleinste Bewegung, morgens, bei Berührung.

Chamomilla C 30

Beim zahnenden Säugling.
Der Stuhl ist grünlich und stinkt nach faulen Eiern.
Bei Reizbarkeit und lautem Schreien, das Kind lässt sich kaum beruhigen.
Schlimmer am Abend und besser, wenn man das Kind umherträgt.

Dulcamara C 30

Nach Kälte und Nässe, z. B. Sitzen auf der nassen Wiese, Erkältung.
Schneidende krampfartige Schmerzen im Nabelbereich. Durchfall schleimig.
Schlimmer durch Kälte und Feuchtigkeit.

Gelsemium C 30

Bei seelischer Erregung, Prüfungsangst, schlechten Nachrichten, Lampenfieber.

Nux vomica C 30

Nach übermäßigem Alkoholgenuss, Medikamenteneinnahme (Antibiotika, Narkosemittel) und Stress.
Stuhldrang stark, Stuhl jedoch spärlich.
Der Kranke ist reizbar und überempfindlich.
Wenn morgens schlimmer und kleinste Mengen Stuhl bessern.

Pulsatilla C 30

Nach schwerem, fettigem Essen, zu kaltem Essen, Eis, Durcheinanderessen.
Jeder Stuhl ist anders.
Wenn schlimmer durch Wärme und besser durch Bewegung, Frischluft, Trost.

Sulphur C 30

Nach übermäßigem Biergenuss, Süßigkeiten und Zucker.

Der Stuhl ist gelbfarbig, scharf, stinkt nach faulen Eiern und reizt den After.

Stuhldrang treibt den Kranken morgens aus dem Bett.

Fertigpräparate

HEVERT Stoffwechsel-Tee N

3 x 1 Tasse Tee tgl., möglichst heiß.

Kohle-Compretten

Eiterung (z. B. Wunden)

Homöopathie

Hepar sulphuris C 30

Mit stechenden Schmerzen, feuchte Wärme bessert die Beschwerden.

Silicea C 30

Bei Eiterungen aller Art.
Hilft auch, Fremdkörper wie Dornen, Splitter (auch aus Glas) auszutreiben.
Dann D 12 5 Kgl. alle sechs Stunden.

Ekzem

Hausmittel

Heilerde (äußerlich)

Auflagen, Wickel, Einpudern.

Retterspitz (äußerlich)

Quarkwickel

Pflanzenheilkunde

Nachtkerzenöl

3 x 3 / 3 x 4 Kaps.

Spenglersan

Kolloid G

20–30 Tr. auf 1/2 Glas Wasser, Mullläppchen damit tränken und mehrmals tgl. betupfen.

Entgiftung

Hausmittel

Öl ziehen

Heilerde (innerlich)

Fertigpräparate

Chlorella pyrenoidosa

3 x 2 – 5 Tbl. oder 3 TL Pulver mit viel Wasser.

Entzündungen

Allgemeines

Siehe unter den einzelnen Beschwerden.
Wobenzym ist bei Entzündungen immer eine großartige Hilfe.

Erbrechen

Schüßler-Salze

Bei zahnenden Kindern:

Nr. 1, Nr. 2, Nr. 3, Nr. 7

Homöopathie

Aconitum C 30

Nach Schreck, Angst und Hitzschlag.
Viel Durst auf kalte Getränke.
Der Kranke hat Angst, Unruhe und Schweißausbrüche.
Schlimmer durch Wärme, nachts, Alleinsein,
besser durch kalte Getränke, Aufenthalt im Freien, Gesellschaft.

Arsenicum album C 30

Nach verdorbener Nahrung, Eiscreme, ungewohntem Essen auf Reisen. Patient erträgt den Geruch und Anblick von Speisen nicht, erbricht alles sofort wieder. Zusammen mit → *Durchfall*.

Cocculus C 30

Bei Reisekrankheit, Schwangerschaft, Schwindel und Schwäche.

Wenn schlimmer beim Denken an Essen, bei Essensgerüchen, Bewegung und besser im Liegen.

Ignatia C 30

Bei Kummer, Liebeskummer, Aufregung.

Aufstoßen mit Brechreiz, Angst zu ersticken.

Wenn besser durch Essen.

Ipecacuanha C 30

In Verbindung mit Husten, nach schwer verdaulichen Speisen, Fett, aber auch während der Schwangerschaft.

Bei ständiger Übelkeit, Erbrechen bringt keine Besserung.

Schlimmer im Liegen, beim Geruch von Essen, bei Bewegung.

Nux vomica C 30

Nach Medikamenteneinnahme, Narkosemitteln, Überessen, Stress, Alkohol, ungesunder Lebensweise.

Der Kranke hat Brechreiz, kann sich aber nicht übergeben.

Er ist reizbar.

Beschwerden schlimmer früh am Morgen, während des Essens und danach, durch Kälte, besser nach Erbrechen, Stuhlgang, Schlaf, Wärme.

Pulsatilla C 30

Nach schwer verdaulichen fetten Speisen (Butter und Sahne), Speiseeis, Durcheinanderessen. Kein Durst.

Bei Kdr.: Diese sind weinerlich und anhänglich. Schlimmer durch Wärme (z. B. Aufenthalt im Haus). Bewegung, frische Luft und Kälte bessern.

Fertigpräparate

HEVERT Stoffwechsel-Tee N

3 x 1 Tasse Tee tgl., möglichst heiß.

Erschöpfung (körperliche)

Allgemeines

Unbedingt auf Infektionen untersuchen lassen. Gehört oft in professionelle Hände.

Pflanzenheilkunde

Aloe-Vera-Gel

3 x tgl. 1 TL nach den Mahlzeiten.

Schüßler-Salze

Nr. 5, Nr. 8, Nr. 22

Homöopathie

Arsenicum album C 30

Nach Infektionskrankheiten oder Magen-Darm-Grippe, nach Sport.
Durchfall und Erbrechen. Herzklopfen und starkes Frieren.
Wenn Verschlimmerung nach Mitternacht und besser durch Wärme.

Cocculus C 30

Nach Schlafmangel bei Jetlag, Reisekrankheit, körperlicher Überarbeitung.

Der Kranke hat Schwindel, zittert und klagt über lähmende Schwäche.

Fertigpräparate

Klosterfrau Melissengeist (innerlich)

ACHTUNG: enthält 79 Vol.-% Alkohol.

Erschöpfung (geistige).

Homöopathie

Kalium phosphoricum C 30

Nervliche Erschöpfung und geistige Überanstrengung.

Fieber

Allgemeines

Fieber ist eine natürliche Reaktion des Körpers und sollte nicht unterdrückt werden.
Homöopathische Mittel helfen dem Körper bei der Abwehr der Krankheitskeime.
Viel trinken.
Wadenwickel

Schüßler-Salze

Nr. 1, Nr. 2, Nr. 3, Nr. 5

Homöopathie

Aconitum C 30

Im Anfangsstadium.
Nach kaltem, trockenem Wind, Zugluft, Unterkühlung. Starkes Frieren. Plötzlich hohes Fieber mit Angst, Unruhe und rotem Gesicht. Kein Schwitzen, der Kranke hat Durst auf kalte Getränke.
Wenn schlimmer in der Nacht, bei Alleinsein, durch Wärme und besser durch Gesellschaft, Kälte, Schwitzen.

Apis C 30

Steifer Nacken, der Kranke bohrt Kopf ins Kissen, erwacht mit schrillem Schrei (**NOTARZT RUFEN!**)
(Apis zur Unterstützung, bis Notarzt kommt.)
Der Urin ist spärlich, dunkel, die Blase gereizt.
Wenn schlimmer durch Wärme und Berührung und besser durch Kälte.

Belladonna C 30

Im Anfangsstadium.
Nach Unterkühlung, Zugluft, Haarewaschen.

Plötzlich hohes Fieber mit Fieberfantasien und Krämpfen.
Das Gesicht ist hochrot und heiß, Hände und Füße sind kalt, kein Durst. Hämmernde Kopfschmerzen.
Der Kranke ist unruhig und aggressiv.
Schlimmer durch Berührung, in Gesellschaft, bei Lärm, besser durch Ruhe und Alleinsein.

Bryonia C 30

Die Beschwerden entwickeln sich langsam, der Kranke hat großen Durst auf kalte Getränke, Fieberfantasien, spricht von der Arbeit, ist gereizt und ärgerlich.
Beschwerden schlimmer durch Bewegung und besser bei Ruhe.

Nux vomica C 30

Nach Stress oder Unterkühlung.
Der Kranke friert, ist empfindlich gegen Kälte und Zugluft, hat Schüttelfrost. Rücken-, Glieder-, Kopf- und Magenschmerzen; ist gereizt.
Beschwerden schlimmer durch Kälte, besser durch Wärme, warme Getränke.

Rhus tox. C 30

Nach Nasswerden (Schwitzen mit plötzlicher Abkühlung, z. B. beim Sport), Fieberbläschen an den Lippen. Brennender Nesselausschlag. Sehr unruhig, Gliederschmerzen.
Besser durch Wärme.

Fieberbläschen

→ *Herpes*

Fieberkrämpfe

Homöopathie

Belladonna C 30 (Hauptmittel)

Plötzlich auftretendes hohes Fieber. Roter heißer Kopf, erweiterte Pupillen, Hände und Füße kalt, Fieberfantasien.

Der Kranke ist aggressiv und unruhig.

Chamomilla C 30

Bei Säuglingen während des Zahnens. Die Kinder sind sehr unruhig, gereizt, schreien ununterbrochen und lassen sich kaum beruhigen.

Besser, wenn sie umhergetragen werden.

Cuprum C 30

Hilft gegen die Krämpfe.

Furunkel

→ *Abszess*

Fußpilz

Ist sehr langwierig, aber auch auf naturheilkundlichem Weg in den Griff zu bekommen.

Pflanzenheilkunde

Teebaumöl

Pur oder mit Wasser verdünnt. Anschließend Calendula- oder Ringelblumensalbe als Pflege auf die Haut auftragen.

Grapefruitkern-Extrakt

5 Tr. + 0,2 ml Öl mischen, mehrmals tgl. auftragen.

Spenglersan

Kolloid G

Getränkte Mullläppchen morgens und abends zwischen die Zehen legen bzw. locker verbinden.

Gallenbeschwerden

Allgemeines
Oft kommt es nach einer fettreichen Mahlzeit zu Magen-Darm-Beschwerden, da die Leber/Galle mit der Fettverdauung Probleme hat.
Bei länger anhaltenden Beschwerden bitte durch einen Arzt/Heilpraktiker abklären lassen.
Zur Unterstützung der Fettverdauung bieten sich Artischocken-Mittel an.

Fertigpräparate
Sanhelios Artischocken-Dragees
Hepar-SL-forte
u. a.

Gallenkolik

ARZT!

Schüßler-Salze
Nr. 7 (Heiße Sieben, s. S. 165)

Homöopathie
Cantharis C 30
Schneidende, brennende Schmerzen, von der Niere zur Blase ausgehend, bei Männern zum Penis. Harndrang sehr schmerzhaft.

Chamomilla C 30
Unerträglich starke Schmerzen. Eine Wange ist rot, heißer Schweiß. Grüner, wässrig-schleimiger Durchfall. Der Kranke ist sehr reizbar und überempfindlich.

China C 30

Heftige Blähungskoliken, Bauch stark aufgetrieben, Aufstoßen und Winde, stechende Schmerzen im rechten Bauchbereich. Kalte Schweißausbrüche. Der Kranke ist sehr reizbar.

Beschwerden schlechter durch Berührung und Kälte und besser durch Wärme und festen Druck.

Colocynthis C 30

Der Kranke krümmt sich vor Schmerzen, ist ärgerlich und gereizt. Wässriger, stinkender Durchfall.

Beschwerden schlechter durch Strecken des Körpers, Zusammenkrümmen des Körpers bessert, ebenso wie eine Wärmflasche und der Abgang von Winden.

Nux vomica C 30

Mit Verstopfung und Völlegefühl. Der Patient »möchte stuhlen, kann aber nicht«. Sehr schmerzhafte Koliken mit Sodbrennen und aufgeblähtem Bauch. Der Kranke ist sehr gereizt.

Die Beschwerden werden schlimmer durch Druck (enger Gürtel o. Ä.), besser durch Wärmflasche und Stuhlgang.

Phosphor C 30

Wenn zuvor Kummer war.

Staphysagria C 30

Nach Steinentfernung und Anlegen eines Katheters.

Gallensteine/Gries

Schüßler-Salze

Nr. 3, Nr. 7, Nr. 9, Nr. 11, Nr. 23

Als Vorbeugung:

Nr. 9, Nr. 11, Nr. 23

Gehirnerschütterung

(Unbedingt zuerst Abklärung durch den Arzt.)

Begleitend:

Schüßler-Salze

Nr. 2, Nr. 3, Nr. 8, Nr. 9

Auch äußerlich.

Homöopathie

Arnica C 30 (Hauptmittel)

Wundgefühl und Schwindel. Der Kranke ist apathisch und bagatellisiert seinen Zustand und seine Beschwerden.
Es geht ihm besser, wenn er Kopf und Wirbelsäule nach vorne beugt.
Hilft oft auch noch, wenn vor Jahren eine Gehirnerschütterung nicht ordnungsgemäß auskuriert wurde.

Hypericum C 30

Folgemittel von Arnica.
Bei stechenden, reißenden Schmerzen. Kribbeln und Taubheitsgefühl in den Armen.
Schlechter durch Kälte, Feuchtigkeit und Berührung.
Wenn besser durch Beugen von Kopf und Wirbelsäule nach hinten.

Gelenkentzündung

Hausmittel

Quarkwickel

Pflanzenheilkunde

Schwarzkümmelöl

3 x 1 – 2 Kaps. tgl.

Schüßler-Salze

Nr. 2, Nr. 3, Nr. 8, Nr. 9

Auch äußerlich als Salbe.

Homöopathie

Arnica C 30

Nach Verletzung, Unterkühlung oder Überanstrengung. Sehr schmerzempfindlich, Gefühl des Wundseins. Der Kranke mag nicht berührt werden.
Wenn schlechter durch Bewegung und besser durch Wärme (warme Umschläge).

Belladonna C 30

Sehr schmerzhafte Entzündung mit heißer, roter Schwellung. Schmerzen treten plötzlich auf oder sind pulsierend.
Wenn schlechter durch Bewegung und besser durch Wärme.

Bryonia C 30

Nach Überanstrengung, Erkältung, Zugluft. Die Schwellung ist heiß und rot und die Schmerzen sind stechend und reißend. Der Kranke ist gereizt.
Wenn schlechter durch die geringste Bewegung und besser durch Ruhe, kalte Anwendungen und Druck.

Dulcamara C 30

Wenn der Kranke nass geworden ist.
Typisches Herbstmittel (Tage warm, Nächte kalt).

Ledum C 30

Mittel vor allem für die kleinen Gelenke (Finger und Zehen).

Die betroffene Stelle ist kalt.
Wenn schlechter durch Wärme und besser durch kalte Umschläge.

Rhus tox. C 30

Nach Überbelastung (Verheben, Zugluft, Nasswerden, Schwitzen mit plötzlicher Abkühlung).
Der Kranke ist unruhig und kann nicht sitzen oder liegen bleiben.
Wenn schlechter bei Ruhe und Beginn der Bewegung und besser durch Wärme und bei längerer Bewegung.

Ruta C 30

Nach Überbelastung (Computer, Stricken, Musizieren, Tennis). Bei Knochenhautentzündung und Schleimbeutelentzündung.
Wenn schlechter durch feuchtkaltes Wetter und etwas besser durch leichte Bewegung.

Fertigpräparate

Traumeel

Als Salbe äußerlich oder als Tabletten innerlich.

Wobenzym

Oft hilft eine Kur mit hoch dosiertem Wobenzym. 1. Woche: 3 x 5 Drgs. tgl. Danach 3 x 3 Drgs. tgl. bis zum Abklingen der Beschwerden. Bei Bedarf kann die Tagesdosis auch bis zu 30 Drgs. gesteigert werden.

Genesungsphase

→ *Rekonvaleszenz*

Genitalherpes

→ *Herpes*

Pflanzenheilkunde

Teebaumöl

Sitzbäder mit einigen Tr. Teebaumöl.

Gerstenkörner

Pflanzenheilkunde

Aloe-Vera-Gel

Läppchen mit Gel tränken und auf das Lid auflegen, mehrmals stdl. erneuern.
Nach Entleerung des Eiters: 4 TL Aloe-Vera-Gel in $^1/_4$ l Kamillentee als Kompresse auflegen.

Schüßler-Salze

Nr. 1, Nr. 4, Nr. 9, Nr. 11

Homöopathie

Apis C 30

Brennende, stechende Schmerzen. Die Augen brennen und sind lichtempfindlich, Lider stark geschwollen.
Wenn schlimmer durch Wärme und besser durch kalte Anwendungen.

Arnica C 30

Im Anfangsstadium, vor Eiterbildung.
Wundgefühl, sehr berührungsempfindlich.
Wenn besser durch Wärme (z. B. warme Umschläge).

Belladonna C 30

Im Anfangsstadium, vor Eiterbildung. Plötzlich einsetzende klopfende Schmerzen. Stelle am Auge heiß, rot und geschwollen.

Beschwerden schlimmer durch Kälte, nachts und besser durch Wärme.

Hepar sulphuris C 30

Bei Eiterbildung, starker Schmerzempfindlichkeit, stechenden Schmerzen.

Wenn schlimmer durch Kälte und Berührung und besser durch Wärme.

Pulsatilla C 30

Wenn die Augenlider entzündet und verklebt sind, mit dicker gelber Absonderung.

Beschwerden schlimmer durch Wärme, besser durch Kälte, kalte Anwendungen und im Freien.

Staphysagria C 30

Wenn die Gerstenkörner immer wiederkommen.

Die Lidränder sind entzündet, trocken und jucken.

Gewichtsreduktion

Allgemeines

Diät ggfs. bei abnehmendem Mond beginnen. Besser: Ernährung umstellen.

Pflanzenheilkunde

Nachtkerzenöl

2 x 4 Kaps. (unterstützend)

Grippale Infekte

STUFE 1: *Vorbeugung*
Verdacht, man könnte sich etwas »eingefangen« haben:

Schüßler-Salze

Nr. 3

4 x 4 Tabl.
Wenn die ersten leichten Krankheitszeichen auftreten, ist es für dieses Mittel bereits zu spät.

Dann STUFE 2:

Pflanzenheilkunde

Löwenzahntee

Bärlauch-Frischblatt-Granulat

2 TL pro Tag

Spenglersan

Kolloid G

Morgens und abends 10 Tr. einreiben.

Fertigpräparate

Angocin

In der leichteren Dosierung, wie beim Präparat angegeben.

Contramutan

Echinacin

3 x 20 Tr. tgl.

Esberitox

Stoß-Blitzkur: 3 Tage lang je 20 Tabl.
10 Tbl. morgens, die andere Hälfte vor dem Schlafengehen unter der Zunge zergehen lassen.

Klosterfrau Melissengeist (innerlich)
ACHTUNG: enthält 79 Vol.-% Alkohol.

Meditonsin
In der leichteren Dosierung, wie beim Präparat angegeben.

Umckaloabo

Wobenzym
Im Notfall als Blitzkur 3 x 10 Tabl. tgl., einige Tage lang.

Zusätzlich:

Ein Präparat, das die Vitamine A, D, E, C + Zink beinhaltet + 2 – 4 Tbl. Wobenzym + Rotlichtlampe, mind. 10 Min. tgl.
ACHTUNG: Nicht mit offenen Augen in die Lampe schauen.

STUFE 3: *Massive Beschwerden*

Spenglersan

Kolloid G
4 – 6 x tgl. 10 – 20 Tr. einreiben.

Vorbeugend und/oder begleitend:

Pflanzenheilkunde

Aloe-Vera-Gel (innerlich)
1 Schnapsglas morgens und/oder abends

Schüßler-Salze

Nr. 3, Nr. 4, Nr. 8

Fertigpräparate

Angocin

Meditonsin

Umckaloabo

Alle Fertigpräparate gemäß der Anweisung der Hersteller in der höheren Dosierung.

→ *Ggfs. bei den einzelnen Beschwerden nachschlagen, z. B. Husten, Halsentzündung usw.*

Grippe

(Virusgrippe, ggfs. Arzt/HP)

Pflanzenheilkunde

Aloe-Vera-Gel

3 x tgl. 1 TL vor den Mahlzeiten, unterstützend zu anderer Behandlung.

Grapefruitkern-Extrakt

3 – 10 Tr. (steigernd) 2 – 3 x tgl. innerlich.

Cystus

Teekraut wie schwarzen Tee zubereiten. Einige Tassen Sud trinken, + 3 x tgl. gurgeln.

Schüßler-Salze

Vorbeugung:

Nr. 10

Grundsätzlich:

Nr. 3, Nr. 10

Bei Fieber über 38,5° C:

Nr. 5

Haarausfall

Hausmittel

Heilerde (äußerlich)

Kopfhaut: Auflagen.
Haarwäsche mit Heilerdezusatz.

Pflanzenheilkunde

Aloe-Vera-Gel

Regelmäßig die Kopfhaut mit dem Gel einreiben.

Aromaöle

Lavendel-, Thymian- und Zedernöl bremsen stressbedingten Haarausfall.
Tgl. mit einer Mischung dieser 3 Pflanzenöle den Kopf massieren, nach 7 Monaten sollte der Haarwuchs dichter sein.

Nachtkerzenöl

Innerlich: 3 x 2 Tr.
Äußerlich: Haarpackung 1 x wöchentl.: 20 ml Nachtkerzenöl + 1 Eigelb + 3 Tr. Zitronensaft, 3 Tr. ätherisches Öl (z.B. Zedern- oder Klettenwurzelöl). Auf das trockene Haar auftragen, gut einmassieren, Handtuch drüber, nach 1/2 Std. auswaschen.
ACHTUNG: Bei allen Öl-Anwendungen der Haare beim späteren Auswaschen zuerst reichlich (!) Shampoo und dann erst Wasser verwenden, sonst ist es sehr schwierig, das Öl aus den Haaren zu bekommen.

Halsentzündung

Hausmittel

Heilerde (äußerlich)

Halswickel.

Gurgeln mit Heilerdewasser.

Quarkwickel

Pflanzenheilkunde

Bibernellwurzel

Wirkt antibakteriell und löst Schleim.

Als Tee erhältlich.

2 EL pro Tasse.

Cystus

Beim ersten Kratzen im Hals einige Tassen Cystus-Tee trinken, plus 3 x tgl. mit Cystus-Sud gurgeln.

Grapefruitkern-Extrakt

10 Tr. in 1 Glas warmes Wasser, 5 – 6 x tgl. gurgeln.

Kristallsalz

Gurgelwasser aus 2 – 3 EL Kristallsalzlösung auf 1 Tasse lauwarmes Wasser. Mehrmals tgl. gurgeln.

Teebaumöl

5 Tr. auf 1 Glas warmes Wasser, 3 x tgl. 1 Min. gurgeln.

8 Tr. in Schüssel, 80 Grad heißes Wasser einfüllen, 2 x tgl. 5 Min. inhalieren.

Schüßler-Salze

Nr. 3, Nr. 4

Wenn eitrig:

Nr. 9, Nr. 11, Nr. 12

Wenn Mandeln gerötet, geschwollen:

Nr. 3, Nr. 9

Wenn weißgraue Mandelbeläge:

Nr. 8

Bei Schluckbeschwerden:

Nr. 10

Homöopathie

Ohne Eiterbildung:

Aconitum

Nach kaltem, trockenem Wind, Abkühlung durch Wind/Zugluft.
Plötzlich starke Halsschmerzen, hohes Fieber.
Rachen heiß, trocken, rot und brennend.
Mandeln rot und geschwollen. Viel Durst auf kalte Getränke. Angst und Unruhe.
Schlechter durch Wärme, nachts, Alleinsein, besser durch Kälte, Schwitzen und Gesellschaft.

Apis C 30

Roter Rachen, brennendes, stechendes Gefühl, durch kalte Getränke gebessert; kein Durst.

Arsenicum album C 30

Starke Schmerzen, besser durch heiße Getränke, Angstgefühl, Unruhe, starke Schwäche.

Belladonna C 30

Plötzliche starke Halsschmerzen, vor allem rechts, hohes Fieber. Hals und Mandeln hochrot geschwollen. Rote Zunge. »Kloßgefühl«. Gereizt und unruhig. Schlechter durch Kälte, Schlucken, nachts, besser durch Wärme.

Ignatia

Nach Kummer (auch Liebeskummer), Aufregung. »Kloßgefühl«. Stechende Schmerzen.
Schlechter: Beim Schlucken und Trinken, besser durch feste Nahrung.

Nux vomica

Rauer Hals, Heiserkeit. Stechende Schmerzen, die ins Ohr ausstrahlen.
Empfindlich gegen Luftzug und Kälte. Der Kranke fröstelt und sucht Wärme, ist ärgerlich und überempfindlich.
Schlechter durch Kälte (Zugluft), besser durch Wärme.

Spongia C 30

Die Stimme ist rau und der Kranke ist heiser. Kratzen im Hals.
Schlechter vor Mitternacht, im Liegen und durch kalte Getränke, besser durch warme Getränke und Speisen.

Mit Eiterbildung:

Hepar sulphuris

Verhindert die Bildung eines Abszesses. Splitterartige, stechende Schmerzen beim Schlucken. Stechende Schmerzen, die in die Ohren ausstrahlen. Schwitzen, der Kranke ist hochempfindlich gegen Kälte und Berührung. Reizbar.
Schlechter durch Kälte, Berührung, Lärm, besser durch Wärme und Ruhe.

Spenglersan

Kolloid G

20 – 30 Tr. auf ca. 100 ml (halbes Glas) lauwarmes Wasser geben, mehrmals tgl. damit gurgeln.

Fertigpräparate

Angocin

Umckaloabo

Tonsipret

Hämorrhoiden

Pflanzenheilkunde

Aloe-Vera-Gel

Mit Gel bestreichen.

Schüßler-Salze

Nr. 1, Nr. 4, Nr. 9, Nr. 11

Auch äußerliche Anwendung, Sitzbäder.

Wenn juckend:

Nr. 7, Nr. 11

Fertigpräparate

Weleda Hämorrhoidal-Zäpfchen

Harnwegsinfektionen

→ *Blasenentzündung*

Heimweh

→ *Kummer*

Heiserkeit

Hausmittel

Quarkwickel

Schüßler-Salze

Bei Erkältung:

Nr. 1, Nr. 3, Nr. 4, Nr. 6, Nr. 9

Homöopathie

Wenn in Verbindung mit Erkältung usw., dann → *einzelne Beschwerden.*

Arnica C 30

Nach Überanstrengung der Stimmbänder und Wundgefühl.
Wenn schlechter durch Kälte und besser durch Wärme und warme Getränke.

Belladonna C 30

Bei starker Trockenheit des Kehlkopfs, die Stimme ist hoch und pfeifend und der Kranke aggressiv und gereizt.
Verschlimmerung nachts.

Bryonia C 30

Wenn wund und Kitzeln im Kehlkopf und zäher Schleim in der Luftröhre, häufiges Räuspern, raue Stimme.

Gelsemium C 30

Bei Nervosität, Prüfungsangst.

Spongia C 30

Bei Kratzen im Hals, bei rauer Stumme oder wenn diese wegbleibt.

Herpes

Hausmittel

Stelle mit **fluorhaltiger Zahnpasta** betupfen.

Allgemeines

Propolissalbe

Mehrmals tgl. auftragen.

Pflanzenheilkunde

Aloe-Vera-Gel

Noch besser als das Gel hilft der Lippenpflegestift.

Grapefruitkern-Extrakt

1 – 3 Tr. in 1 TL Wasser auflösen, mit Wattestäbchen 3 x tgl. auftragen.

Lippenherpes:

Ätherisches Ingweröl (Apotheke)

im Verhältnis 1 : 1 mit Wasser mischen und die Mixtur mehrmals pro Tag auftupfen. Lindert auch den unangenehmen Schmerz.

Kristallsalz

1 TL Sole mehrmals tgl. auf die Bläschen auftragen. ACHTUNG: Wenn die Bläschen offen sind, brennt es.
Oder:
Mischung aus 1 TL Sole + 2 TL Heilerde mehrmals tgl. auftragen und etwa 10 Min. einwirken lassen.

Melissenöl

Pur auftragen und mehrmals tgl. Stelle betupfen.

Nachtkerzenöl

5 ml + je 10 ml Lavendel- und Zitronenöl mischen, mehrmals tgl. betupfen.

Teebaumöl

Pur auftragen und mehrmals tgl. Stelle betupfen.

Teebaumöl-Salbe

2 x tgl. auftragen.

Schüßler-Salze

Nr. 8, Nr. 10, Nr. 11

Homöopathie

Apis C 30

Anfangsstadium: Leichte rosafarbene Schwellung mit brennenden, stechenden Schmerzen. Die Blasen werden später groß und sind stark geschwollen. Beschwerden schlimmer durch Wärme und Berührung, besser durch Kälte und kalte Umschläge.

Cantharis C 30

Akute Entzündung der Haut mit großen Blasen und starkem Brennen und Juckreiz.
Kälte (z. B. kalte Umschläge) bessern.

Cicuta virosa D 12

Stündlich 5 Tr., bis Beschwerden verschwunden sind.

Hepar sulphuris C 30

Herpes mit Eiterbildung und stechenden Schmerzen.
Sehr empfindlich gegen Berührung.
Wenn schlimmer durch Kälte und besser durch Wärme.

Rhus tox. C 30

Stark juckende, brennende Bläschen mit eitriger Kruste.
Beschwerden schlimmer durch kalte Luft und besser durch feuchtwarme Umschläge.

Spenglersan

Kolloid G

Getränkten Wattebausch einige Minuten leicht auf die entsprechende Stelle drücken, 3 – 4 x tgl.
Der Herpes kommt dann oft erst gar nicht zum Ausbruch. Falls doch, Behandlung mind. 1 Woche lang, damit die Entzündung nicht wiederkommt.

Fertigpräparate

Lomaherpan

Herzinfarkt

NOTARZT, zur Linderung/begleitend, bis Arzt kommt:

Homöopathie

Aconitum D 30

1 x 5 Kgl. in Wasser auflösen.
Bei Todesangst.

Arsenicum album D 30

1 x 5 Kgl. in Wasser.
Der Kranke ist leichenblass.

Carbo vegetabilis D 30

1 x 5 Kgl. in Wasser.
Der Kranke ringt mit dem Tod.

Crotalus D 200

1 x 5 Kgl. in Wasser auflösen, schluckweise trinken.
Bei Erstickungsangst.

Cuprum met. C 30

Wirkt stark krampflösend.

Lachesis D 200

1 x 5 Kgl. in Wasser auflösen.
Bei Angst vor Beengung.

Tabacum D 30

1 x 5 Kgl. in Wasser auflösen.
Wenn der Kranke sich wie tot fühlt.

Heuschnupfen

Pflanzenheilkunde

Vorbeugend:

Schwarzkümmelöl

2 x 1 Kaps. tgl.
WICHTIG: vor der Pollenzeit damit beginnen (September).

Akut:

Schwarzkümmelöl

3 x 2 Kaps. tgl.
Zusätzlich mehrmals tgl. inhalieren.
Oder: 3 x tgl. 1 TL Öl schlucken.

Homöopathie

Vorbeugend:

Acidum formicicum D 200

Mit geröteten Augen:

Euphrasia D 2

Mit Juckreiz im Hals:

Wyethia D 6

Mit starkem Niesen:

Allium cepa D 6

Mit Heuhusten:

Kalium phos. D 6

Mit Heuasthma:

Jodum D 12

Allgemein:

Galphimia glauca D 4

Mit Darmbeteiligung:

Okoubaka D 3

Alle D-Potenzen 3 x 5 Kgl. tgl.
→ *Schnupfen*

Hexenschuss

Hausmittel

Heilerde

Wickel und Umschläge.

Pflanzenheilkunde

Aloe-Vera-Gel

3 x tgl. 2 TL, ab 5. Tag 1 TL.

Schüßler-Salze

Nr. 2, Nr. 3, Nr. 7, Nr. 9, Nr. 11

Bei reißendem Schmerz:

Nr. 13

Bei wanderndem Schmerz:

Nr. 7 (Heiße Sieben)

Homöopathie

(Hilft meiner Erfahrung nach am schnellsten.)

Aconitum D 30

3 Kgl. stdl. bis Besserung.

Plötzlicher Beginn nach Kälte oder Zugluft. Reißende Schmerzen, die ausstrahlen, mit Taubheit und Kribbeln, schlimmer beim Aufstehen, Liegen auf der schmerzhaften Seite.

Bryonia D 30

3 Kgl. stdl. bis Besserung.

Nach Verheben, Zugluft, Erkältung. Stechende Schmerzen.

Wenn schlimmer durch geringste Bewegung und besser durch Ruhe.

Calcium fluoratum D 4

3 Kgl. alle 2 Std.

Wenn schwache Knochen und fortgesetzte Bewegung bessert.

Colocynthis D 200

3 Kgl. stdl. bis Besserung.

Bei stechenden, einschießenden Nervenschmerzen.

ACHTUNG: Die beiden letztgenannten Arzneien können auch im Wechsel alle 10 Min. gegeben werden.

Rhus tox. D 6

3 Kgl. stdl. bis Besserung.

Nach Überanstrengung, Verheben, starkem Schwitzen mit plötzlicher Abkühlung. Reißende Schmerzen. Beschwerden schlimmer bei Beginn der Bewegung, bei Ruhe und Kälte, fortgesetzte Bewegung und Wärme bessern.

Fertigpräparate (äußerlich)

Bienenzell Wabensalbe 5 %

Klosterfrau Melissengeist (enthält 79 Vol.-% Alkohol)

Thermo-Bürger-Salbe

Tiger Balm Rot

Hitzschlag

→ *Sonnenstich*

Hühneraugen

Hausmittel

Schwedenkräuter (äußerlich)

Wattebausch befeuchten und mehrmals tgl. Stelle betupfen.

Pflanzenheilkunde

Grapefruitkern-Extrakt

1 – 3 Tr. unverdünnt 3 x tgl. auftragen.

Zur Vorbeugung: Grapefruitkern-Creme.

Salbe mit salicylsäurehaltigen Pflanzenextrakten
(Geisbart, Silberweide u. a.)

Teebaumöl
Mehrmals tgl. mit Wattestäbchen auftragen.

Schüßler-Salze

Nr. 1, Nr. 8, Nr. 11

Homöopathie

Silicea C 30

Thuja C 30

Husten

Hausmittel

Heilerde
Brustwickel

1 Tr. Eukalyptusöl + 1 EL Honig
in einer Tasse warmes Wasser tgl. 1 Tasse

Quarkwickel

Zwiebelbrei
Zwiebeln in Olivenöl dünsten und als warmen Brei auf die Brust streichen.

Pflanzenheilkunde

Aloe-Vera-Gel (unterstützend)
3 x tgl. 1 Schnapsglas

Teebaumöl
Wie Duftöl verwenden, ca. 4 – 5 Tr., Dämpfe im Raum inhalieren, befreit die Atemwege. Nachts in einem Dreieck 3 Tr. aufs Kopfkissen, wirkt hustenlindernd und befreit die Atemwege.

7-Kräuter-Kur

Wirkt stark schleimlösend.

Schüßler-Salze

Bei Fieber bis 38,5° C:

Nr. 3

Wenn Husten bellend:

Nr. 1, Nr. 2

Krampfartig:

Nr. 2, Nr. 7

Quälend trocken:

Nr. 17

Trocken ohne Auswurf:

Nr. 3, Nr. 8

Mit Schleimbildung:

Nr. 4, Nr. 6, Nr. 10

Wund machend:

Nr. 11

Fertigpräparate

Angocin

Tiger Balm Weiß (äußerlich)

Umckaloabo

Bronchipret

Gelomyrtol (forte)

Hyperaktivität

Gehört in die Hand eines naturheilkundlichen Behandlers.

Vor allem die Klassische Homöopathie hat hier sehr gute Chancen.

Immunsystem

(Steigerung der Abwehr)

→ *Abwehrschwäche*

Insektenstiche

Allgemein

Bei Stichen in den Hals, Rachen oder bei bekannter Allergie: NOTARZT RUFEN.

Hausmittel

Heilerde (äußerlich)

Auflagen oder einpudern

Retterspitz (äußerlich)

Schwedenkräuter (äußerlich)

Quarkwickel

Pflanzenheilkunde

Aloe-Vera-Gel (äußerlich)

Kühlt und desinfiziert.

Teebaumöl

Unverdünnt 3 x tgl. mit Wattestäbchen auftragen.

Homöopathie

Apis C 30

Bei Wespen- und Bienenstichen.
Brennende, stechende Schmerzen, Gefühl wie heiße Nadeln, rosarote, weiche Schwellung. Beschwerden schlimmer durch Wärme, Berührung, besser durch Kälte (z. B. kalte Umschläge).

Arnica C 30

Stumpfe Bissverletzung (Quetschung), Stiche mit roter Schwellung und Bluterguss.
Wundgefühl, empfindlich gegen Berührung.

Arsenicum album C 30

Infizierte Stiche von Insekten, die in Kontakt mit Abfällen usw. waren.
Stark brennende Schmerzen, große Angst.
Wärme (warme Umschläge) bessert.

Ledum C 30

Besonders für Spinnen- und Mückenbisse sowie Verbrennungen durch Quallen. Infizierte Insektenstiche, Zeckenbisse, Biss giftiger Tiere (NOTARZT RUFEN!), starke Schmerzen, Schwellung und Jucken.
Die Schwellung ist kühl!
Schmerzen schlimmer durch Wärme, Kälte (z. B. kalte Umschläge) bessert.

Sulphur C 30

Unerträglicher Juckreiz, der Kranke kratzt sich blutig.
Wärme und Wasser verschlimmern.

Spenglersan

Kolloid G

Den Stich sofort betupfen, öfter wiederholen.

Fertigpräparate

Bienenzell Wabensalbe 5 %

Tiger Balm Rot

Ischiasschmerzen

Hausmittel

Murmeltierfett (Apotheke)

Mehrmals tgl. die betreffende Stelle einreiben.

Homöopathie

Bryonia C 30

Nach Überanstrengung (Verheben), Zugluft, Abkühlung.

Schlimmer durch kleinste Bewegung, Besserung durch Ruhe.

Hypericum C 30

Nerven-Verletzung der Wirbelsäule durch Schlag, Sturz oder Ähnliches, Verstauchen. Die Schmerzen schießen den Ischiasnerv entlang und verursachen Taubheit und Kribbelgefühl in Armen und Beinen.

Schlimmer durch Kälte und Feuchtigkeit.

Besser, wenn sich der Kranke nach hinten beugt.

Rhus tox. C 30

Nach Überanstrengung, starkem Schwitzen und plötzlicher Abkühlung, langem Sitzen (Auto, Flugreisen).

Reißende Schmerzen mit Taubheitsgefühl und Ameisenlaufen.

Der Kranke möchte sich bewegen, kann weder ruhig sitzen noch liegen.

Der Schmerz wird schlimmer bei Beginn der Bewegung und bei Ruhe sowie Kälte, besser bei fortgesetzter Bewegung, Wärme und Massage.

Ruta C 30

Nach Verrenkung, Überbelastung, Verheben und v. a. bei Prellungen.

Die Schmerzen strahlen vom Rücken in die Beine aus. Beim Aufstehen Schwächegefühl in den Beinen. Beim Strecken Schmerzen in den Oberschenkeln. Gefühl, als wären die Muskeln im Gesäß und die Sehnen in den Knien zu kurz. Starkes Gefühl der Zerschlagenheit.
Schlimmer nachts und bei feuchtkaltem Wetter, besser durch Druck, Liegen auf dem Rücken und Bewegung.

Fertigpräparate

Bienenzell Wabensalbe 5 %

Thermo-Bürger-Salbe

Tiger Balm Rot

Jetlag

(Zeitverschiebung bei Fernflugreisen; auch die Umstellung auf die Sommerzeit ist ein »kleiner Jetlag«.)

Schüßler-Salze

Nr. 5, Nr. 7, Nr. 11

Homöopathie

Eupatorium D 200

Einmalig.
Wenn die Muskeln müde und steif sind und die Knochen wie zerschlagen.

Nux vomica D 30

1 x tgl.
Wenn Gefühl wie verkatert, mit Schädelbrummen.

Cocculus D 12

1 x tgl. morgens
Vor allem bei Flügen gegen die Sonne, wenn Schwindel durch Übernächtigung, Beschwerden durch Zeitumstellung nach langen Flugreisen (Zeitverschiebung) mit Müdigkeit, Schwäche, Schlafstörungen, Magen-Darm-Störungen, Konzentrationsproblemen und Schwindel.

Juckreiz

Fertigpräparate

Combuduron-Gel

Tiger Balm Weiß

Karbunkel

→ *Abszess*

Kater

(nach übermäßigem Alkoholgenuss)

Homöopathie

Nux vomica C 30

1 x 5 bereits nach dem feuchtfröhlichen Abend vor dem Einschlafen nehmen und/oder am nächsten Morgen.

Kehlkopfentzündung

→ *Halsentzündung*

Knochenbrüche

(Begleitend, sehr wirkungsvoll)

Schüßler-Salze

Nr. 1, Nr. 2, Nr. 3, Nr. 11

Homöopathie

Arnica C 30 (Hauptmittel)

Vor und nach dem Anlegen des Gipsverbandes sowie vor und nach chirurgischen Eingriffen. Beschleunigt die Wundheilung enorm und beugt Infektionen vor.

Hypericum C 30

Wenn Nerven mit verletzt sind.
Bei Taubheitsgefühl, Ameisenlaufen und Kribbeln.

Ledum C 30
Folgemittel von Arnica, wenn sich ein Bluterguss mit Schwellung gebildet hat.

Ruta C 30
Bei Kochenriss. Ermüdungsbruch.

Symphytum C 30
Jeweils 5 Kgl. wöchentlich.
Fördert die Kallusbildung (Bildung von neuem Knochengewebe) enorm.

Knochenhautentzündung

Homöopathie

Ruta C 30
Folgen von Überbelastung (»Tennisarm«), z. B. Stricken, Musizieren, Tragen schwerer Gegenstände usw.
Wenn schlimmer durch feuchtkaltes Wetter und besser durch leichte Bewegung.

Fertigpräparate

Wobenzym

Kopfläuse

Hausmittel

Mischung aus

25 Tr. **Rosmarinöl**
12 Tr. **Eukalyptusöl**
13 Tr. **Geranienöl**
25 Tr. **Lavendelöl**

mit 100 ml pflanzlichem Öl mischen, Kopfhaut und Haare damit behandeln.

Kopfschmerzen (akute)

Pflanzenheilkunde

Pfefferminzöl auf Stirn und Schläfen auftragen.
ACHTUNG: Starke ätherische Öle machen die Wirkung homöopathischer Mittel zunichte.

Schüßler-Salze

Nr. 7 (Heiße Sieben, s. S. 165)

Homöopathie

Aconitum C 30

Plötzlich einsetzende berstende Schmerzen. Der Kopf ist schwer und heiß.
Beschwerden schlimmer beim Aufstehen, in Wärme, besser durch frische Luft.

Argentum nitricum C 30

Bei Nervenüberreizung und Erwartungsangst (Prüfung, Reisen usw.).
Besser durch Druck, kalte Luft und kalte Getränke.

Arnica C 30

Nach Verletzungen, bei Gehirnerschütterung.

Belladonna C 30

Nach intensiver Sonnenbestrahlung (Sonnenstich). Erkältung. Die Symptome treten plötzlich und heftig auf, der Kranke hat ein heißes rotes Gesicht. Schmerzen schlimmer durch Geräusche, Licht, Hinlegen, besser durch Sitzen, festen Druck und Ruhe.

Bryonia C 30

Eines der am häufigsten eingesetzten Mittel bei berstenden, stechenden Kopfschmerzen.
Der Kranke ist gereizt. Leidet zusätzlich an Verstopfung.
Schlimmer durch kleinste Bewegung, am Morgen, besser durch Ruhe und Kühle.

Cocculus C 30

Schlafmangel, Jetlag, Überarbeitung. Schmerzen in Hinterkopf und Nacken.

Ferrum phosphoricum C 30

Heftigste hämmernde Schmerzen in Stirn und rechter Schläfe, Gesicht heiß und rot.

Gelsemium C 30

Bei Prüfungsangst, Grippe.
Schmerzen reichen vom Nacken über den Kopf bis zu den Augen.

Ignatia C 30

Als Folge von Sorgen und Kummer sowie Liebeskummer.
Gefühl, als würde ein Nagel durch die Schläfe getrieben.

Nux vomica C 30

Nach übermäßigem Alkoholgenuss, Essen, Rauchen, Medikamenten, Erkältung, Stress.
Der Kranke ist reizbar.
Schlimmer durch Kälte, am Morgen, bei Sonne, besser durch Wärme, im Liegen.
Bei »Haarspitzenkatarrh«.

Schüßler-Salze

Nr. 11

Fertigpräparate

Euminz N

Auf Stirn und Schläfen auftragen.
ACHTUNG: Starke ätherische Öle machen die Wirkung homöopathischer Mittel zunichte.

Kreislaufschwäche

Allgemeines

Oft ein Zeichen, dass man zu wenig trinkt.

Hausmittel

Kampfer-Urtinktur

5 Tr. auf 1/4 Glas Wasser.
ACHTUNG: Kampfer macht die Wirkung homöopathischer Mittel zunichte.

Fertigpräparate

Korodin Herz-Kreislauf-Tropfen

Kreislaufzusammenbruch

NOTARZT RUFEN!

(Bis dieser kommt, unterstützend):

Homöopathie

Carbo vegetabilis C 30

1 x 5 (als Erste-Hilfe-Maßnahme)
Blass-bläuliche Verfärbung von Gesicht und Lippen mit kaltem Schweißausbruch, Atemnot mit starkem Verlangen nach frischer Luft, Schwäche und Ohnmachtstendenz. Besser durch Kälte oder kühle Luft (Luft zufächeln).

Krupphusten (Pseudokrupp)

(Vor allem bei Kindern, als Erste-Hilfe-Maßnahme, ggf. zum Arzt)

Allgemeines

Für gute Luftfeuchtigkeit sorgen.

Schüßler-Salze

Nr. 2, Nr. 4, Nr. 12

Homöopathie

Aconitum C 30 (Hauptmittel)

Plötzliche Hustenattacken in der Nacht mit Erstickungsgefühl; lauter, bellender, trockener Husten.
Schlimmer nachts von 24 – 2 Uhr, besser durch aufrechtes Sitzen und kühle Luft.

Cuprum C 30

Das beste Mittel bei Krampfzuständen.

Hepar sulphuris C 30

Nach der Aconitum-Gabe, wenn der Husten am nächsten Morgen nicht verschwunden ist. Lockerer, rasselnder Husten mit Atemnot.
Schlimmer durch Kälte, besser durch Wärme, feuchte Dämpfe (inhalieren).

Kummer

Homöopathie

Ignatia C 30

Bei frischem Kummer durch Verlassenwerden, in Liebesdingen, Tod eines Angehörigen usw.

Natrium muriaticum C 30

Bei altem Kummer, selbst wenn der Auslöser viele Jahre zurückliegt.

Phosphor C 30

Allgemeines Kummermittel

Bachblüten

Rescue (Originaltinktur)

5 Tr. auf die Zunge.

Lampenfieber

→ *Prüfungsangst*

Liebeskummer

→ *Kummer*

Magen-Darm-Beschwerden

(→ Gallenbeschwerden)

Hausmittel

Heilerde (innerlich)

1 TL im Mund zergehen lassen, danach viel trinken.

Retterspitz (innerlich)

Pflanzenheilkunde

Grapefruitkern-Extrakt

3 – 15 Tr. (steigernd) 2 – 3 x tgl. innerlich.

Fertigpräparate

Carminativum-Hetterich N

Carmol

Magen-Galle-Darm-Tropfen

HEVERT Stoffwechsel-Tee N

3 x 1 Tasse Tee tgl., möglichst heiß.

Klosterfrau Melissengeist

(wenn nervös bedingt) (enthält 79 Vol.-% Alkohol)

Iberogast

Magenschleimhautentzündung

Hausmittel

Heilerde (innerlich)

1 TL im Mund zergehen lassen, danach viel trinken.

Retterspitz (innerlich)

Pflanzenheilkunde

Aloe-Vera-Gel

3 x tgl. 1 TL vor den Mahlzeiten.

Schüßler-Salze
Nr. 3, Nr. 4, Nr. 8
Chronisch:
Nr. 4, Nr. 6

Mundgeruch

Pflanzenheilkunde

Grapefruitkern-Extrakt-Spülung
Mehrmals tgl. verdünnt gurgeln.

Spenglersan

Kolloid G
20 Tr. auf ein halbes Glas Wasser, mehrmals tgl. spülen.

Muskelkater

(Zum Beispiel nach Sport)

Hausmittel

Vitamin-E Kapsel öffnen und auf der betroffenen Stelle verreiben.
Vitamin E erleichtert den Poren die Sauerstoffaufnahme und führt so zu einer Entkrampfung der Muskeln.

Pflanzenheilkunde

Teebaumöl
1 Tr. + 10 Tr. Pflegeöl mischen, sanft in die schmerzenden Stellen einmassieren.

Schüßler-Salze

Vorbeugung:

Nr. 3

Grundsätzlich:

Nr. 6

Auch äußerlich als Salbe.

Homöopathie

Arnica C 30

1 x 5 Kgl.

Fertigpräparate

Wobenzym

Klosterfrau Melissengeist (äußerlich)

Nackensteife

(Zum Beispiel nach zu langem Autofahren)

Schüßler-Salze

Nr. 1, Nr. 2, Nr. 7

Homöopathie

Aconitum C 30

Nach Zugluft. Bei plötzlich auftretenden starken Schmerzen mit Taubheit und Kribbeln in den Armen, die durch Kälte besser werden.

Arnica C 30

Bei Verletzung, Schleudertrauma, Unterkühlung. Besser durch Wärme, Vornüberbeugen des Kopfes.

Bryonia C 30

Nach Überanstrengung, Zugluft, Erkältung, Ärger. Der Kranke ist gereizt.

Beschwerden schlimmer bei der kleinsten Bewegung, besser durch Ruhe.

Rhus tox. C 30

Nach Verheben, Überanstrengung, Zugluft, Feuchtigkeit. Schwitzen mit plötzlicher Abkühlung.

Schlimmer bei beginnender Bewegung, besser durch Drehen des Kopfes, Wärme.

Zincum D 30

Nacken verkrampft. Bei Ermüdungszeichen, z. B. Computerarbeit.

Nagelbettentzündung/ Nagelumlauf

Hausmittel

Heilerde (äußerlich)

Umschläge

Pflanzenheilkunde

Aloe-Vera-Gel

Gel mehrmals tgl. auftragen, auch wenn bereits eitrig. Ggfs. durch Verband schützen.

Nachtkerzenöl

5 ml + 16 Tr. Kamillenöl mischen. Äußerlich.

Teebaumöl

Haut reinigen und reichlich Teebaumöl unverdünnt auftragen, mehrmals tgl.
In besonders schweren Fällen ein Stück Mull in Teebaumöl tränken und über Nacht auflegen.

Homöopathie

Apis C 30

Brennende stechende Schmerzen mit starker rosafarbener Schwellung.
Beschwerden schlimmer durch Wärme, Berührung, besser durch Kälte.

Belladonna C 30 (Hauptmittel)

Anfangsstadium/kein Eiter.
Plötzliche starke klopfende Schmerzen, die Schwellung ist rot, heiß und sehr berührungsempfindlich.
Beschwerden schlimmer durch Kälte, Berührung, besser durch Wärme.

Hepar sulphuris C 30

Bei Eiterbildung. Wundinfektion durch Fremdkörper oder Schmutz.

Wenn schlimmer durch Kälte, besser durch Wärme.

Narben

Hausmittel

Schwedenkräuter (äußerlich)

Pflanzenheilkunde

Weizenkeimöl

2 x tgl. einmassieren.

Schüßler-Salze

Nr. 1, Nr. 4

Als Pflege, auch äußerlich.

Wenn verhärtet:

Nr. 1

Homöopathie

Causticum C 30

Nach Brandwunden.

Fördert die Narbenbildung und verhindert Verdickung.

Staphysagria C 30

Nach Schnittwunden.

Narben schmerzen und jucken, entzündliche Krustenbildung.

Narkose

Homöopathie

Nux vomica C 30

1 x 5 direkt nach dem Erwachen aus der Narkose.

→ *Operationen*

Nasenbluten

Schüßler-Salze

Grundsätzlich:

Nr. 2, Nr. 6

Bei Kindern:

Nr. 2, Nr. 3

Blut schwarz, dick und zäh:

Nr. 4

Wässrig, hellrot:

Nr. 5, Nr. 10

Homöopathie

Aconitum C 30

Nach Schreck, Hitze, Kälte und Angst mit rotem, heißem Kopf.

Wird besser durch kalte Umschläge.

Arnica C 30

Nach Verletzung oder körperlicher Anstrengung.

Bryonia C 30

Nach übermäßiger Hitze (Hitzschlag/Sonnenstich). Gesicht und Lippen sind bläulich, großes Verlangen nach frischer Luft, Blutung dunkel.

Besser durch Zufächeln von Luft.

China C 30

Morgens nach dem Aufstehen mit anschließender Schwäche, Hände und Füße sind eiskalt.

Ferrum phosphoricum C 30

Vor allem bei Kindern, wenn starke hellrote Blutung.

Nebenhöhlenentzündung (Sinusitis)

Pflanzenheilkunde

Schwarzkümmelöl-Salbe

Fertigpräparate

Umckaloabo

Sinupret

Gelomyrtol (forte)

Neurodermitis

Allgemeines

Darmsanierung beim Naturarzt/Heilpraktiker.

Gegen die trockene Haut innerlich:

1 – 2 Kaps. Vit. E + 1 – 2 Kaps. Omega-3-Fettsäuren (Fischöl) tgl.

Pflanzenheilkunde

Aloe-Vera-Gel

Mehrmals tgl. einreiben.

Cystus

Ausschläge tgl. mit dem Sud betupfen, bei größeren Flächen ein Teilbad machen.

Zusätzlich tgl. eine Tasse Cystus-Tee nüchtern trinken.

Nachtkerzenöl (äußerlich)

Salben, Cremes oder Lotionen.

Innerlich: 2 x 1 Kaps. tgl. kurmäßig 4 – 8 Wochen. Erste Erfolge zeigen sich nach 1 Monat. Bei Bedarf kann die Kur wiederholt werden.

Schwarzkümmelöl

Innerlich: 3 x tgl. 2 Kaps. kurmäßig.

Äußerlich: 3 x tgl. auftragen, kühlende Wirkung.

Schüßler-Salze

Nr. 4, Nr. 6, Nr. 9

Nierenkolik

Homöopathie

Belladonna D 30

1 x 5 in Wasser.

Anfall plötzlich, Schmerz wellenförmig.

Besserung durch Zurückbeugen.

Colocynthis D 200

1 x 5 in Wasser.

Stechender einschießender Schmerz, der Kranke krümmt sich vor Schmerzen.

Im Wechsel mit:

Cuprum C 30

Hilft sofort!!

Magnesium phosphoricum D 12

Alle 10 Min. 3 Kgl.

Wenn der Kranke sich vor Krämpfen krümmt und Wärme bessert.

ACHTUNG: Sofort ein heißes Vollbad nehmen lassen, 2 l Tee trinken, besser noch warmes Bier (Hopfen beruhigt und entspannt). **Baldmöglichst Arzt aufsuchen.**

Ohrenschmerzen

Ohne Absonderung:

Hausmittel

Heilerde (äußerlich)

Auflagen hinter dem Ohr. Wenn angetrocknet, Auflage wechseln.

Zwiebelsäckchen

Zwiebeln kochen, in ein Leinensäckchen füllen und auf das Ohr legen.
(Geht auch mit gekochten Kartoffeln.)

Pflanzenheilkunde

Grapefruitkern-Extrakt

10 Tr. + 0,2 ml Öl verrühren, 1 – 2 x tgl. einige Tr. ins Ohr.
ACHTUNG: Nur verdünnt einsetzen.

Schwarzkümmelöl-Salbe

Teebaumöl

10 Tr. + 1 TL Pflegeöl, Mischung leicht anwärmen, einige Tr. ins Ohr träufeln.

Schüßler-Salze

Schmerz pulsierend:

Nr. 3

Schmerz scharf, schneidend:

Nr. 6

Schmerz stechend, klopfend:

Nr. 3

Homöopathie

Aconitum C 30

Im Anfangsstadium. Nach Zugluft, kaltem, trockenem Wetter, bei zahnenden Kindern. Plötzlich auftretende stechende Schmerzen. Ohr ist außen rot und heiß. Hohes Fieber. Beschwerden nachts und bei Wärme schlimmer, Kälte bessert.

Apis C 30

Brennende, stechende Schmerzen, Ohr rot, geschwollen und entzündet. Plötzliche schrille Schreie.
Wenn schlimmer durch Wärme, Berührung, besser durch Kälte.

Belladonna C 30

Im Anfangsstadium. Plötzlich auftretende pulsierende Schmerzen, v. a. rechts. Schmerz wechselt, mal stärker, mal schwächer. Ohr heiß und rot. Plötzlich einsetzendes hohes Fieber. Der Kranke ist aggressiv.
Schmerzen schlimmer durch Kälte, Berührung, Lärm, besser durch Wärme.

Bryonia C 30

Bei Erkältung.
Stechende Schmerzen. Großer Durst auf kalte Getränke. Der Kranke ist gereizt.
Schlimmer durch kleinste Bewegung, Berührung, Wärme, besser durch Druck, Liegen auf der schmerzhaften Seite.

Chamomilla C 30

Kindermittel, vor allem beim Zahnen. Eine Wange rot. Kinder wollen getragen werden.
Nachts und bei Wärme Verschlimmerung.
Besser durch Herumtragen.

Dulcamara C 30

Nach nasskaltem Wetter, wenn nass geworden. Schlimmer durch Kälte. warme Anwendungen bessern.

Ferrum phosphoricum C 30

Langsam einsetzende Erkrankung. Wechselnde Gesichtsfarbe. Schmerzen schwächer als bei *Aconitum* und *Belladonna*.
Verschlimmerung nachts und morgens.

Pulsatilla C 30

Bei Erkältung. Kindermittel: Kind weinerlich, nicht aggressiv, will getröstet werden.
Wenn bei Wärme und nachts schlimmer, durch Kälte oder an der frischen Luft besser.

Mit Absonderung:

Arzt aufsuchen.

Operationen

Folgendes Einnahmeschema hat sich bei Operationen unter Narkose hervorragend bewährt (ACHTUNG: Einnahme unbedingt ohne Flüssigkeit!):

Ein Tag vor dem Eingriff:

Arnica C 30

1 x 3 Kgl.

OP-Tag morgens:

Staphysagria C 30

1 x 3 Kgl.

OP-Tag abends:

Arnica C 30

1 x 3

Nächster Morgen:

Staphysagria C 30

1 x 3

plus

Hypericum C 30

1 x 1 zusammen mit Staphysagria

Nach dem Aufwachen aus der Narkose zusätzlich:

Nux vomica C 30

1 x 5

In der Zeit danach:

Spirulina platensis Hau

3 x 3 – 7 Tbl. tgl. oder 3 gehäufte TL Pulver, ggf. mehr. (Zur Ausleitung der Giftstoffe.)

Osteoporose

Allgemeines

Unbedingt Behandlung beim Naturheilkundler.
Tgl. 1 Zwiebel (roh oder gekocht) in Verbindung mit einem Milchprodukt soll die Knochenentkalkung verhindern bzw. verlangsamen.

Schüßler-Salze

Nr. 1, Nr. 2, Nr. 7

Prellungen

Allgemeines

Sofort kühlen.
Zerstoßenes Eis und Wasser in einen Plastikbeutel füllen, gut verschließen, in ein Tuch wickeln und auf die betroffene Stelle legen.
Im Notfall genügt auch Kühlen mit kaltem Wasser, ca. 15 Min.
Umschläge mit Retterspitz.
Ggfs. hochlegen.

Hausmittel

Heilerde (äußerlich)
Retterspitz (äußerlich)
Schwedenkräuter (äußerlich)
Jeweils Auflagen bzw. Wickel.
Quarkwickel

Pflanzenheilkunde

Aloe-Vera-Gel (äußerlich)

Schüßler-Salze

Nr. 1, Nr. 3, Nr. 4, Nr. 11

Homöopathie

Arnica C 30
Als Erste Hilfe bei Beulen und Blutergüssen.

Fertigpräparate

Bienenzell Wabensalbe 5 %
Thermo-Bürger-Salbe
Tiger Balm Rot

Traumeel-Salbe

Mehrmals tgl. messerrückendick auftragen und locker verbinden, damit nicht alles durch die Salbe verschmiert wird. Hervorragend!

Folgende Kombination hat sich ausgezeichnet bewährt:
Nach dem Sturz o. Ä. SOFORT 5 Kgl. **Arnica C 30**
Anschließend Körperteil (falls möglich) hochlagern und kühlen (Eis o. Ä., nicht direkt auf die Haut).
Abwechselnd Umschläge mit Retterspitz und Traumeel-Salbe, letztere v. a. nachts.
Bitte ggf. röntgen lassen!

Prüfungsangst

Schüßler-Salze

Nr. 7

Homöopathie

Aconitum C 30

Bei Panik mit starker Unruhe, Schlaflosigkeit und Herzklopfen.

Argentum nitricum C 30

Bei Angst zu versagen, im Mittelpunkt zu stehen (z. B. bei mündlicher Prüfung). Patient kann abends nicht abschalten, ständig kreisende Gedanken im Kopf. Nervös bedingter Durchfall mit Blähungen und Aufstoßen.

Gelsemium C 30

Bei Angst zu versagen, innerlichem Zittern, nervösem Magen, häufigem Harndrang.

Fertigpräparate

Klosterfrau Melissengeist (innerlich)

ACHTUNG: enthält 79 Vol.-% Alkohol.

Bachblüten

Rescue-Tropfen

Am Abend vor der Prüfung vor dem Einschlafen, am Morgen vor dem Termin und ggfs. auch während der Prüfung jeweils 5 Tr. Originaltinktur pur auf die Zunge.

Pseudokrupp

→ *Krupphusten*

Quetschungen

→ *Prellungen*

Reisekrankheit (Auto/Bus)

Mit Schwindel und/oder Übelkeit.

Schüßler-Salze

Nr. 7, Nr. 8

Homöopathie

Cocculus D 12

Bei schwallartigem Erbrechen.
Stündlich 5 Kgl.

Arsenicum album D 30

Nur Würgen, kein Erbrechen. Gefühl, man würde sterben.
Stündlich 5 Kgl.

Calcium carbonicum D 30

Bei Schwindel, Krankheitsgefühl.
1 x 5 Kgl.

Nux vomica C 30

Bei Übelkeit und Erbrechen.

Fertigpräparate

Procordal Vertigo

Vor der Reise 15 Tr. mit etwas Wasser im Mund zergehen lassen, dann schlucken.
Sehr anfällige Menschen können bereits am Vorabend 15 Tr. mit etwas Wasser einnehmen.

Reizblase

Schüßler-Salze

Nr. 3, Nr. 7, Nr. 9

Rekonvaleszenz (Genesungsphase)

Homöopathie

China

Das Mittel der Wahl, das dem Körper den letzten Kick zur Gesundung gibt.

Fertigpräparate

Vitamin B_{12} (z. B. Vitasprint)

Restless Legs

Unruhe und Gefühl, die Beine nachts nicht ruhig halten zu können.

Homöopathie

Zincum metallicum D 10

Hauptmittel

Rheuma

Allgemeines

Gehört unbedingt in die Behandlung eines Fachmannes/einer Fachfrau, vorzugsweise Naturheilkundler/in.

Hausmittel

Schwedenkräuter (innerlich)

Morgens und abends.

Schwedenkräuter (äußerlich)

Umschläge

Pflanzenheilkunde

Teebaumöl

Z. B. als Massageöl verwenden.

Fertigpräparate

Bienenzell Wabensalbe 5 %

Thermo-Bürger-Salbe (äußerlich)

+ innerlich Präparate aus Weidenrinde, Teufelskralle und Brennnessel + Tee aus den genannten Pflanzen.

Schlafstörungen

Allgemeines

Kann viele Ursachen haben, ist zu schwierig, um im Rahmen dieses Buches sinnvoll behandelt zu werden. Gute Chancen mit dem Konstitutionsmittel in der Klassischen Homöopathie.
Oftmals genügt schon, das Bett umzustellen. Ggfs. Schlafplatz untersuchen lassen auf Elektrosmog (Radiowecker, Fernsehen, Computer usw. sollten nicht im Schlafzimmer stehen) und/oder Störzonen (Wasseradern usw.).

Schüßler-Salze

Nr. 2, Nr. 7

Beim Einschlafen:

Nr. 7

Bei Aufwachen nach Mitternacht:

Nr. 2

Homöopathie

Aconitum

Wegen Angst, Aufregung, Herzklopfen, Schreck, Schmerzen (z. B. nach Verletzung, Operation). Plötzliche panische Angst, starke Unruhe, Umherwälzen im Bett.

Argentum nitricum

Angst vor dem nächsten Tag, Lampenfieber, Prüfung usw., Angst zu verschlafen oder zu spät zu kommen.

Arnica

Nach körperlicher Überanstrengung, Muskelkater usw. mit Zerschlagenheitsgefühl.

Avena sativa D 2

Fühlt sich erschöpft und kann sich nicht konzentrieren wegen Schlafmangel.
3 x tgl. 5 Tr. und abends 15 – 20 Tr.

Coffea D 12

Man kann nicht abschalten. Zustand erinnert an eine Überdosis Kaffee.
5 Kgl. eine Stunde vor dem Zubettgehen.

Ambra D 4

Bei beruflich bedingtem Kummer, Sorgen und Ängstlichkeit, vor allem für sensible, schüchterne Menschen, die schnell nervös und aufgeregt sind.
3 x tgl. 5 Kgl.

Cocculus D 6

Bei lang anhaltendem Schlafmangel, gestörtem Schlaf-Wach-Rhythmus, z. B. Schichtarbeit, Jetlag usw. Tagsüber todmüde, dem Kranken ist schwindelig und übel. Kann trotz Müdigkeit nicht einschlafen.

Nux vomica D 6/D 12

Das sogenannte Manager-Mittel, also für Menschen, die sehr viel arbeiten und im Bett nicht abschalten können.
Folgen von ungesundem Lebenswandel, Stress sowie Nikotin-, Kaffee- oder Medikamentenmissbrauch.
1 x 5 Kgl. vor dem Zubettgehen.

Fertigpräparate

Klosterfrau Melissengeist (innerlich)

ACHTUNG: enthält 79 Vol.-% Alkohol.
Wenn nervös bedingt.

Seda-Plantina

Schleudertrauma

→ *Nackensteife*

Schnupfen

Hausmittel

Sole-Lösung

Lösung mit einer Pipette in die Nase träufeln oder mit einer Nasendusche (Apotheke) die Nasenlöcher durchspülen.

Pflanzenheilkunde

Nachtkerzenöl

3 x 4 Kaps. (bei Heuschnupfen)

Schwarzkümmelöl

Salbe

Schüßler-Salze

Fließschnupfen:

Nr. 3

Mit Kopfdruck und Röte:

Nr. 4

Stockschnupfen mit gelblich, zähem Schleim:

Nr. 6

Akut:

Nr. 3, Nr. 8 (wenn Heuschnupfen)

Häufig einnehmen, auch äußerliche Anwendung als Salbe.

Homöopathie

Allium cepa C 30

Bei Fließschnupfen (ständig laufende Nase) mit scharfer Absonderung aus der Nase und milden Absonderungen aus den Augen.
Wenn schlechter im warmen Zimmer und besser im Freien.

Nux vomica C 30

Eines der wichtigsten Mittel im Anfangsstadium.
Beginnender Schnupfen mit verstopfter Nase und häufigem Niesen.
Nach Unterkühlung, Stress und Schlafmangel.
Mit starkem Frieren, Schüttelfrost, wenn empfindlich gegen Kälte.
Schnupfen tagsüber fließend, Nase nachts verstopft. Der Kranke ist überempfindlich und gereizt.
Beschwerden schlimmer durch Kälte, besser durch Wärme.

Pulsatilla C 30

Bei länger andauernder Erkältung.
Wenn dicker, gelblich-grüner Ausfluss. Der Kranke hat keinen Durst und ist weinerlich.
Schlimmer durch Wärme, warme Räume, im Liegen, besser durch Aufenthalt im Freien, frische Luft, Bewegung, Zuwendung.

Spenglersan

Kolloid G

2 getränkte Wattekügelchen für ca. 10 Min. in beide Nasenlöcher stecken, bis zu 4 x tgl., vor allem wichtig vor dem Schlafengehen
oder

Mehrmals tgl. 2 – 3 Tr. in jedes Nasenloch geben und hochziehen.

Schock / Schreck

Bachblüten

Rescue-Tropfen

5 Tr. Originaltinktur auf die Zunge.

Homöopathie

Aconitum 30 C

Schock z. B. nach Verkehrsunglück (ohne Verletzung), Schreck, Unwetter, Todesfall.
Herzklopfen und große Unruhe, Schwindel und Angst.

Schuppenflechte

Hausmittel

Heilerde (äußerlich)

Auflagen zum Aufweichen und Auflösen der Ausschläge.

Pflanzenheilkunde

Aloe-Vera-Gel

Äußerlich: Mehrmals tgl. auftragen, mindestens 4 Wochen lang. Innerhalb der ersten 2 Wochen kann es zu einer Verschlimmerung der Symptome kommen, die danach langsam abklingen sollten +
Innerlich: Kurmäßig 3 x 1 Schnapsglas.

Nachtkerzenöl
Äußerlich: Cremes/Öle.
Innerlich: 3 x 2 Kaps.

Schwarzkümmelöl
Innerlich: 3 x 2 Kaps. tgl.
Äußerlich: Hautöl 3 x tgl. dünn auftragen, möglichst kalt (Kühlschrank).

Sehnenscheidenentzündung

Allgemeines

Kühlen, z. B. Eisbeutel, Quarkwickel

Pflanzenheilkunde

Aloe-Vera-Gel (äußerlich)

Schüßler-Salze

Nr. 1, Nr. 3, Nr. 4, Nr. 9, Nr. 11

Homöopathie

Apis C 30
Bei brennenden und stechenden Schmerzen, Hitzegefühl, die Schwellung ist hellrot. Schlechter durch Wärme und besser durch kalte Anwendungen.

Arnica C 30
Nach Verletzung oder Überanstrengung. Starkes Wundgefühl, sehr schmerzempfindlich.
Schlechter durch Bewegung und besser durch Wärme (warme Umschläge).

Belladonna C 30
Die Schmerzen sind pulsierend, beginnen plötzlich und hören genauso schnell wieder auf. Die Haut und

die Sehne sind rot, heiß und sehr berührungsempfindlich.

Bryonia C 30

Die Schmerzen sind stechend und treten plötzlich auf. Das Gelenk ist heiß, rot und geschwollen.
Schlimmer durch die geringste Bewegung, Ruhe und kalte Anwendungen bessern.

Rhus tox. C 30

Nach körperlicher Überanstrengung, Schwitzen mit plötzlicher Abkühlung. Steifheit des Gelenks. Der Kranke ist sehr unruhig und möchte sich bewegen.
Verschlimmerung bei Beginn der Bewegung und Ruhe, besser durch fortgesetzte Bewegung und Wärme.

Ruta C 30

Nach Überbelastung (z. B. schwerem Tragen). Gefühl, die Sehne wäre zu kurz. Gefühl der Schwäche und Kraftlosigkeit der Sehne. Knochenhaut ist ebenfalls betroffen.
Schlechter durch Kälte, besser durch Wärme.

Fertigpräparate

Wobenzym

Sodbrennen

Allgemeines

Auf Ernährung achten.
Säure-Basen-Gleichgewicht

Hausmittel

Natronlösung

1 TL Natron auf 1 Gl. Wasser

Heilerde (innerlich)

Retterspitz (innerlich)

Haferflocken

1 EL ohne Flüssigkeit gründlich kauen, einspeicheln und dann schlucken.

Schüßler-Salze

Nr. 8, Nr. 9, Nr. 10

Homöopathie

Robinia C 30

Sommer-/Winterzeit-Umstellung

→ *Jetlag*

Sonnenbrand

Hausmittel

Heilerde (äußerlich)

Auflagen bzw. Wickel.

Quarkwickel

Pflanzenheilkunde

Aloe-Vera-Gel

Direkt auf die Brandwunde auftragen.

Homöopathie

Belladonna C 30

Fertigpräparate

Bienenzell Wabensalbe 5 %

Sonnenstich

(Ggfs. Arzt aufsuchen.)

Schüßler-Salze

Nr. 5, Nr. 8

Homöopathie

Aconitum C 30

Nach zu langem Aufenthalt in der Sonne. Plötzlich auftretende Ruhelosigkeit, Angst und hohes Fieber. Starke Kopfschmerzen. Der Kopf ist glühend heiß, das Gesicht rot. Beim Aufstehen Schwindel.
Schlechter durch Wärme, nachts, besser durch Kälte und häufiges Urinieren.

Apis C 30

Gesicht aufgedunsen, Nacken steif. Blasenreizung. Urin dunkel und spärlich.
Schlechter durch Wärme und Berührung, besser durch Kälte (kühle Umschläge).

Belladonna C 30

Plötzlich auftretende Beschwerden, hohes Fieber, Kopfschmerzen, Schwindel. Der Kranke ist aggressiv. Beschwerden schlechter durch Licht und Hinlegen, Erschütterung. Besser im Sitzen und bei festem Druck.

Bryonia C 30

Heftige stechende Kopfschmerzen. Mund und Lippen trocken, starker Durst auf kalte Getränke. Reizbarkeit.
Schlechter durch kleinste Bewegung.

Carbo vegetabilis C 30

Hitzekollaps (**Arzt rufen!**).
Extreme Schwäche mit Atemnot, kalter Schweißausbruch, Verlangen nach frischer Luft. Gesicht und

Lippen sind blass-bläulich verfärbt. Taubheitsgefühl in Händen und Füßen.
Die Beschwerden bessern sich durch Zufächeln von frischer Luft und Kälte.

Gelsemium C 30
Starke Schwäche und Schwindel mit Sehstörungen. Kopfschmerzen, die sich vom Nacken her ausbreiten. Kein Durst. Der Patient ist niedergeschlagen und benommen.
Die Beschwerden bessern sich durch reichliches Wasserlassen.

Pulsatilla C 30
Starker Schwindel, klopfende Kopfschmerzen, der Kranke ist weinerlich und möchte getröstet werden.
Die Beschwerden verschlechtern sich durch Wärme und im Liegen und werden besser bei Kälte, an frischer Luft und bei Trost.

Stoßverletzungen

→ *Prellungen*

Tennisarm

→ *Sehnenscheidenentzündung*

Allgemeines

Kühlen, z. B. Eisbeutel

Pflanzenheilkunde

Aloe-Vera-Gel (äußerlich)

Schüßler-Salze

Nr. 3, Nr. 5, Nr. 9

Fertigpräparate

Wobenzym

Thrombose

Als begleitende Therapie:

Hausmittel

Schwedenkräuter (äußerlich)

Ringelblumensalbe

Messerrückendick auftragen, darüber Umschläge mit **Schwedenbitter**.

Pflanzenheilkunde

Ingwer

Kleine Mengen der Knolle über einen längeren Zeitraum nehmen, in der Nahrung, als Tee.

Schüßler-Salze

Unterstützend zur fachkundigen Behandlung:

Nr. 3, Nr. 4, Nr. 11

Fertigpräparate

Wobenzym

Homöopathie

Lachesis D 12

6 Kgl. tgl.

Trauerfall

→ *Kummer*

Homöopathie

Aconitum C 30

Plötzlicher Todesfall, schwerer Schock mit Angst und Unruhe. Angst, selbst zu sterben, der Betroffene kann nicht allein sein.

Gelsemium C 30

Der Betroffene ist apathisch und verschlossen, will allein sein.

Ignatia C 30

Lang anhaltende Trauer, kann den Verlust nicht überwinden. Weinkrämpfe.

Übersäuerung

Allgemeines

Ernährung (s. Säure-Basen-Gleichgewicht, S. 139)

Hausmittel

Heilerde (innerlich)

Retterspitz (innerlich)

Pflanzenheilkunde

7-Kräuter-Kur

Schüßler-Salze

Nr. 8, Nr. 9, Nr. 10

Übelkeit

→ *Erbrechen*

Verbrennungen

Leichte Verbrennungen

Hausmittel

Mit **kaltem Wasser** kühlen, bis der Schmerz nachlässt.

Heilerde (äußerlich)

Auflagen bzw. Wickel.

Pflanzenheilkunde

Aloe-Vera-Gel

Direkt auf die Brandwunde auftragen.
ACHTUNG: nicht bei blutenden Wunden: Entzündungsgefahr!

Schüßler-Salze

Nr. 3, Nr. 8

Homöopathie

Apis C 30

Brennende, stechende Schmerzen, schlimmer durch Wärme, Berührung, besser durch Kälte, kalte Umschläge.

Arnica C 30

Im Anfangsstadium, wenn keine Blasenbildung. Bei Wundgefühl, die geringste Berührung schmerzt.

Cantharis C 30 (besser C 1000, 1 x 5 Kgl.)

Hauptmittel.
Stark brennende Schmerzen, große wassergefüllte Brandblasen und Juckreiz. Kälte bessert.

Rhus tox. C 30

Verbrennung mit kleinen Bläschen.

Fertigpräparate
Combuduron-Flüssigkeit
Zur Erstversorgung.
Anschließend:
Combuduron-Gel

Starke Verbrennungen

Als Erste-Hilfe-Maßnahme: NOTARZT RUFEN!
Unterstützend:

Homöopathie
Arsenicum album C 30

Vergiftungen

→ *Siehe Telefonnummern auf Seite 219*

Verrenkungen

→ *Prellungen, Verstauchungen*

Verstauchungen

Allgemeines
Sofort kühlen.
Zerstoßenes Eis und Wasser in einen Plastikbeutel füllen, gut verschließen, in ein Tuch wickeln und auf die betroffene Stelle legen. Zur Not nur mit kaltem Wasser kühlen, ca. 15 Min.

Hausmittel

Heilerde (äußerlich)

Auflagen bzw. Wickel.

Retterspitz (äußerlich)

Schwedenkräuter (äußerlich)

Quarkwickel

Pflanzenheilkunde

Aloe-Vera-Gel (äußerlich)

Teebaumöl

1 Tr. + 10 Tr. Pflegeöl mischen, sanft in die schmerzende Stelle einmassieren.

Homöopathie

Arnica C 30 (Hauptmittel)

Bluterguss mit Schwellung.
Schlimmer durch Berührung, Bewegung, Druck.
Besser durch Wärme, warme Umschläge.

Bryonia C 30

Stechende Schmerzen, Schwellung hart und heiß.
Der Kranke ist sehr gereizt.
Beschwerden schlimmer durch kleinste Bewegung, Berührung, Wärme, besser durch Ruhe, festen Druck, Kälte.

Rhus tox. C 30

Reißende Schmerzen. Wenn starke Unruhe in Verbindung mit Bewegungsdrang.
Wenn schlimmer bei Beginn der Bewegung und Ruhe, besser durch fortgesetzte Bewegung und Wärme.

Ruta C 30

Verletzung der Hand- und Fußgelenke, der Sehnen und der Knochenhaut. Gefühl der Zerschlagenheit, der Kraftlosigkeit oder die Sehnen wären zu kurz.

Fertigpräparate

Bienenzell Wabensalbe 5 %

Thermo-Bürger-Salbe

Tiger Balm Rot

Verstopfung

Allgemeines

Meist liegt ein Flüssigkeitsmangel vor oder ein Mangel an Zink- und/oder Magnesium und/oder an Milchsäurebakterien.

Hausmittel

Auf ausreichende Flüssigkeitsaufnahme achten. Mind. 2 l tgl., am besten Wasser ohne Kohlensäure.

Heilerde (innerlich)

Morgens und abends je 1 – 2 TL.

Lauwarme Buttermilch

Morgens nüchtern trinken, ggfs. 1 EL frisch geschroteten Leinsamen zugeben.

Ölivenöl

1 TL (Kind)/1 EL (Erw.) auf nüchternen Magen.

Retterspitz (innerlich)

Schüßler-Salze

Nr. 3, Nr. 4, Nr. 7, Nr. 8, Nr. 9, Nr. 10

Homöopathie

Bryonia C 30

Der Stuhl ist dunkel, hart und trocken, kein Stuhldrang. Der Kranke ist gereizt.

Nux vomica C 30

Bei Stress, auf Reisen, nach Missbrauch von Abführmitteln. Der Patient »will, aber kann nicht«. Kleinste Mengen Stuhl bessern.

Sulphur C 30

Der Stuhl ist hart. Verstopfung und Durchfall wechseln sich ab. After brennt und juckt. Risse am After. Der Stuhlgang ist schmerzhaft.

Wadenkrampf/Muskelkrampf

Allgemeines

Oft fehlen Mineralien (Natrium, Kalzium, Magnesium, Vitamin B_1) und Flüssigkeit.
Meistens löst sich der Krampf durch sanftes, aber gezieltes Dehnen des Muskels oder Schütteln des Fußes.
Kalte Umschläge.
ACHTUNG: Treten die Krämpfe beim Spazierengehen auf und zwingen zum Anhalten, kann dies ein Hinweis auf eine Durchblutungsstörung, »Schaufensterkrankheit«, sein. Bitte unbedingt einen Arzt aufsuchen.

Schüßler-Salze

Nr. 2, Nr. 7

Homöopathie

Chamomilla D 30

Umhergehen des Kranken bessert.

Cuprum metallicum D 12

Das häufigste Mittel bei Wadenkrämpfen, die nachts auftreten und den Schlaf rauben.

Warzen

Hausmittel

Schwedenkräuter

2 x tgl. Warze betupfen.

Pflanzenheilkunde

Grapefruitkern-Extrakt

2 x 2 Tr. tgl. auf die Warze geben.

Teebaumöl

Mehrmals tgl. mit Wattestäbchen auftragen.

Feigwarzen:

Sitzbad

Zutaten: 60 g Hopfen, 50 g Eichenrinde, 40 g Kamille, 20 g Lavendelblüten, 20 g Rosmarin, 20 g Rainfarnkraut, 20 g Quendel

5 – 6 EL der Mischung mit einem Liter kochendem Wasser übergießen, 15 Min. ziehen lassen, den Sud abseihen, in eine kleine Wanne geben und mit ca. 3 l warmem Wasser auffüllen. Täglich eine Viertelstunde. Mit einiger Geduld verschwinden die Feigwarzen.

Schüßler-Salze

Nr. 1, Nr. 4, Nr. 10

Auch äußerlich.

Homöopathie

Weiche Warzen:

Thuja D 12

2 x tgl., 3 – 8 Wochen lang. Als Tinktur auch äußerlich.

Harte, hornige Warzen:

Antimonium crudum D 12

2 x tgl. 3 – 8 Wochen.

Vorwiegend an Fußsohlen, Zehen, Fingern und Handflächen, meist flach, mit glatter oder brüchiger Oberfläche, einzeln oder in Haufen.

Causticum D 12

2 x tgl. 3 – 8 Wochen.

Hart, gezackt oder gestielt.

Sepia D 12

2 x tgl. 3 – 8 Wochen.

Ist dunkel, braun, klein gezackt und gezähnt, auch rötlich oder hautfarben. Brennen und Jucken. Finger, Hände, Arme und Gesicht, auch Genitalien.

Fertigpräparate

Thuja Oligoplex (Madaus)

Die Stelle 2 x tgl. mit den Tropfen betupfen + 3 x tgl. 15 Tr. innerlich, bis die Warzen verschwunden sind.

Winter-/Sommerzeit-Umstellung

→ *Jetlag*

Wunden

Hausmittel

Heilerde (äußerlich)

Wenn nässend: Auflagen, Umschläge, einpudern.

Retterspitz (äußerlich)

Pflanzenheilkunde

Aloe-Vera-Gel (äußerlich)

Schüßler-Salze

Nr. 3

Eiternd:

Nr. 9, Nr. 11

Schlecht heilend:

Nr. 9, Nr. 12

Auch äußerlich als Salbe.

Fertigpräparate
Calendula-Essenz
Wobenzym

Pflanzenheilkunde
Schafgarbenteeaufguss
Als Kompresse auflegen. Diese Kombination heilt sehr schnell.

Wundlaufen

Allgemeines
Nicht durch desinfizierende Tinkturen (Jodtinktur) verschlimmern.
In leichten Fällen genügt Einpudern mit einem natürlichen Körperpuder.

Homöopathie
Arnica C 30
Wunde Stellen sind brennend heiß. Wundgefühl.
Calendula C 30
Haut entzündet, sehr schmerzempfindlich.
Ruta D 6
Bei Reibung zwischen den Oberschenkeln bzw. am After.

Wurmbefall

Hausmittel
Bei Madenwürmern:
Rohe Möhren
Fein gerieben verzehren.

Frische Möhren

Saft daraus bereiten, auf Schwarzbrot streichen und mit frisch geriebener Kokosnuss belegen.

Bei Spulwürmern:

Knoblauch mit Milch

1 Knoblauchzehe über Nacht in eine kleine Tasse Milch geben. Am nächsten Morgen einige Schlucke davon trinken. Soll bei Vollmond besser wirken.

Zahnärztliche Behandlung

Homöopathie

Aconitum C 30

Bei großer Angst vor dem Zahnarzt.

Arnica C 30

Vor und nach der Zahnbehandlung jeweils 5 Kgl.

Calendula C 30

Für offene Wunden, stillt die Blutung nach dem Zahnziehen und fördert die Wundheilung.
Folgemittel von *Arnica*, wenn die Blutung nicht aufhört.

Chamomilla C 30

Kindermittel. Kind schreit und tobt und will nicht auf den Zahnarztstuhl.

Gelsemium C 30

Angst vor dem Zahnarzt mit vermehrtem Harndrang und Durchfall.

Hepar sulphuris C 30

Wenn es zu Eiterbildung nach der Behandlung kommt.
Beschwerden schlimmer durch Kälte, nachts, besser durch Wärme.

Hypericum C 30

Nervenschmerzen nach dem Bohren, wenn die Zahnnerven verletzt wurden. Kribbelgefühl. Wenn die Taubheit nach der Spritze nicht zurückgeht.
ACHTUNG: **Nicht** vor der Behandlung einnehmen, vermindert die Wirkung der Spritze.

Nux vomica C 30 oder **Okoubaka C 30**

Zur Ausleitung der Narkosegifte (Spritze).
Beide Mittel wirken stark entgiftend. Eine einmalige Gabe von 5 Kgl. C 30 reicht normalerweise aus.

Staphysagria C 30

Nach dem Zahnziehen, bei Schnittwunden, gegen die Schmerzen und zur Wundheilung.
Wenn Beschwerden schlimmer durch kalte Getränke, besser durch Wärme, Zähneaufeinanderbeißen.

Zahnfleischentzündungen (Zahnfleischbluten)

Pflanzenheilkunde

Aloe-Vera-Gel

Mehrmals tgl. Zahnfleisch betupfen.

Cystus

Regelmäßig mit Cystus-Sud spülen.

Grapefruitkern-Extrakt-Spülung

5 – 10 Tr. in 1 Glas Wasser.

Nelkenöl

Morgens und abends Stellen betupfen.

Teebaumöl

Mit verdünntem Teebaumöl spülen oder das Öl so oft wie nötig unverdünnt mit Wattestäbchen auf die betroffenen Partien auftragen.

Homöopathie

Apis C 30

Das Zahnfleisch ist hellrot, geschwollen, mit brennenden stechenden Schmerzen.
Schlechter durch Wärme und Berührung, besser durch Kälte (Umschläge) und kalte Getränke.

Arnica C 30

Nach Zahnbehandlung, bei Schmerzen, Schwellung durch Zahnprothese oder Spange. Wundgefühl.

Belladonna C 30

Anfangsstadium ohne Eiterbildung. Zahnfleisch und Mundschleimhaut hochrot und geschwollen, Wange geschwollen. Die Schmerzen sind stark pulsierend und strahlen aus.

Carbo vegetabilis C 30

Zahnfleisch bläulich verfärbt. Zahnfleischbluten. Leicht blutende Geschwüre.

Hepar sulphuris C 30

Fortgeschrittenes Stadium mit Eiterbildung und starkem Schmerz und Berührungsempfindlichkeit. Schlechter durch Kälte (Zugluft), besser durch Wärme (Umschläge)

Mercurius solubilis C 30

Fortgeschrittenes Stadium mit Eiterbildung. Leicht blutendes, schwammiges Zahnfleisch, Geschwürbildung. Berührung sehr schmerzhaft. Stinkender Mundgeruch. Zunge geschwollen mit Zahneindrücken und starkem Speichelfluss. Schlechter nachts, durch Kälte und Wärme. ACHTUNG: Nicht nehmen, wenn noch Amalgam im Mund. Ggfs. Amalgamentfernung mit Entgiftung.

Spenglersan

Kolloid G

Mehrere Tr. direkt mit dem Finger ins Zahnfleisch einmassieren.

Fertigpräparate

Calendula-Essenz

Zahnschmerzen

Pflanzenheilkunde

Aloe Vera

Als Mundspülung.

Teebaumöl

Unverdünnt mit Wattestäbchen so oft wie nötig auf die betroffenen Partien auftragen.

Schüßler-Salze

Nr. 1, Nr. 7 (Heiße Sieben)

Auch äußerlich als Salbe.

Homöopathie

Aconitum C 30

Nach Zugluft. Gesicht brennt und ist heiß. Plötzlich einsetzende Schmerzen, wenn Zähne sonst in Ordnung sind.

Arnica C 30

Nach → Zahnärztlicher Behandlung

Belladonna C 30

Plötzlich einsetzende, heftige klopfende Zahnschmerzen. Die Wange auf der betroffenen Seite ist rot und geschwollen, Kopf heiß, berührungsempfindlich. Der Kranke ist aggressiv. Beschwerden abends und bei Berührung schlimmer, besser durch Aufeinanderbeißen der Zähne und Wärme.

Bryonia C 30

Nach Zugluft. In Verbindung mit stechenden Kopfschmerzen. Der Kranke ist gereizt. Schlimmer durch geringste Bewegung, Wärme. Druck, besser durch Kälte (z. B. kalte Kompressen).

Chamomilla C 30

Hauptmittel für zahnende Kinder mit stinkendem Durchfall. Eine Wange ist heiß, rot und geschwollen. Das Kind ist gereizt und launisch.
Beschwerden nachts und bei Wärme schlimmer, besser durch Kälte und Herumtragen.

Hepar sulphuris C 30

Kieferentzündung. Eiterung nach Zahnbehandlung.
Schlimmer durch Kälte, Wärme bessert.

Staphysagria C 30

Leicht blutendes, schwammiges Zahnfleisch.
Schlimmer durch Kälte, besser durch Wärme.

Zeckenbisse

→ *Insektenstiche*

Zecke vorsichtig mit Pinzette, zur Not mit den Fingern, oder der Zeckenzange (Apotheke) gerade herausziehen. Wichtig ist, dass der Kopf mit herauskommt. Das Tier dicht über der Haut fassen, nicht quetschen. Nie die Zecke mit Öl, Klebstoff oder Ähnlichem ersticken, da sie sonst noch mehr infektiösen Speichel in die Wunde absondern kann.
Entfernte Zecke vom Arzt auf Krankheitserreger untersuchen lassen, unbedingt auch das eigene Blut.
Äußerlich:
Einstichstelle nach dem Entfernen der Zecke mit Teebaumöl oder Grapefruitkern-Extrakt desinfizieren. Anschließend Spenglersan Kolloid G draufgeben.

Innerlich:
Zeckenbiss-Nosode C 30, 1 x 5
(Eine Nosode ist ein Arzneimittel, das z. B. aus dem Gift eines Tiersekrets (hier Zecke) hergestellt wird – ähnlich einem Impfstoff, aber homöopathisch verdünnt und potenziert. Sie entzieht dem Körper das Gift und unterstützt somit die Heilung.
→ *Zeckenbisse im Kapitel »Allgemeine Hinweise«, s. S. 145*

Zerrungen

→ *Prellungen, Verstauchungen*

Allgemeine Hinweise

Grundsätzliches – bitte nicht überblättern

Folgende Informationen, liebe Leserin, lieber Leser, sind mir sehr wichtig:

- Keines der in diesem Buch aufgeführten Mittel sollte ohne Rücksprache mit einer Fachfrau oder einem Fachmann über einen längeren Zeitraum eingenommen werden.

  Bitte bedenken Sie, dass auch Tees eine medizinische Wirkung haben und dass es Ihrer Gesundheit nicht zuträglich ist, sie über einen längeren Zeitraum hinweg zu konsumieren.
- Auch sogenannte Nahrungsergänzungsmittel (wie z. B. Aloe Vera oder Schwarzkümmelöl) sollten, außer im akuten Fall, immer nur kurmäßig verwendet werden, etwa 6 Wochen lang im Frühjahr und 6 Wochen im Herbst. Viele Leute nehmen z. B. »zur Steigerung der Abwehr« ständig bestimmte Fertigpräparate. Das ist jedoch nicht Sinn der Sache. Solche Mittel sollten nur dazu dienen, die Abwehrkräfte kurzfristig anzukurbeln, d. h., dem Körper einen gewissen Kick zu versetzen, damit er seine Selbstheilungskräfte aktiviert. Bekommt er diese Stoffe ständig von außen zugeführt, wird er zu »faul«, selbst etwas zu tun. (Anders sieht es aus, wenn der Arzt oder Naturheilkundler bestimmte Mangelerscheinungen diagnostiziert hat, die eine regelmäßige Medikation erfordern.)
- Ich empfehle daher, nach Möglichkeit (mit dem Biotensor, kinesiologisch oder mit dem Pendel) auszutesten oder austesten zu lassen, ob (und in welcher Dosierung) die

Gabe eines Naturheilmittels notwendig ist und, wenn ja, wie lange es verabreicht werden sollte.

Bauch ...

In der Praxis habe ich von Patienten häufig Sätze gehört wie: »Ich hatte das Gefühl, ich sollte das Medikament absetzen, habe es getan, und es ist mir gut bekommen.« Beim Nachtesten bestätigte sich diese Aussage in aller Regel.

Wenn Ihnen also Ihre innere Stimme – Ihr Bauchgefühl – rät, dieses oder jenes Mittel einzunehmen bzw. abzusetzen, richten Sie sich danach und schauen Sie, was passiert. Hören Sie auf Ihren Körper! Er wird Ihnen sagen, was für Sie zum gegebenen Moment richtig ist und was nicht.

... und Kopf

Im Grunde heilen Arzneien nicht. Das Einzige, was sie bewirken, ist die Anregung der Selbstheilungskräfte des Körpers. Und das geht auch auf mentalem Wege, z. B. durch Autogenes Training, Meditation oder die regelmäßige Wiederholung einer Selbstheilungsformel.

Es ist erwiesen, dass sich die Zahl der Antiköper im Blut um bis zu 25 % erhöht, wenn man den Satz »Ich bin gesund« in Gedanken regelmäßig 20 Minuten lang wiederholt. Ich empfehle Ihnen daher, sich diese Formel bei jeder sich bietenden Gelegenheit (vor allem unmittelbar vor dem Einschlafen) immer wieder laut oder in Gedanken zu sagen.

Antibiotika und Alternativen

Dass Antibiotika (vor allem auch bei Kindern) viel zu oft verordnet werden, ist inzwischen kein Geheimnis mehr. Auch dass sie über die Ausscheidungen von Mensch (und Tier) in die Kanalisation gelangen und so übers Trinkwasser in unseren Körper, ist hinreichend bekannt. Aufgrund dieser »Überflutung« mit Antibiotika werden wir uns über kurz oder lang alle damit auseinandersetzen müssen, dass in den Fällen einer bakteriellen Erkrankung, in denen die Verabreichung eines Antibiotikums unerlässlich ist, das Mittel nicht wirkt, weil die Keime dagegen immun geworden sind.

Die Behandlung mit Antibiotika zieht sehr häufig Darmprobleme (z. B. Durchfall, Pilzbefall) nach sich. (Medizinische Hefe, zusammen mit dem Antibiotikum eingenommen, kann diesen Beschwerden vorbeugen oder sie zumindest lindern.) Wenn Sie also wirklich einmal Antibiotika nehmen müssen, sorgen Sie bitte anschließend für eine gründliche Darmsanierung, z. B. bei Ihrem Heilpraktiker. Denn diese chemische Keule (*anti bios* = gegen das Leben) zerstört nicht nur die schädlichen Bakterien, sondern auch die »guten« Parasiten, die der Darm benötigt, um die Abwehrkräfte des Körpers bereitzustellen. Und dann lässt die nächste Infektionskrankheit nicht lange auf sich warten …

Zum Glück bietet die Naturheilkunde Alternativen. Es gibt eine Reihe pflanzlicher Mittel, die wie ein Antibiotikum wirken, und die Klassische Homöopathie ist bei Infektionskrankheiten, vor allem auch bei Kinderkrankheiten wie Scharlach, Mumps, Masern, ebenfalls sehr wirkungsvoll – ganz ohne Nebenwirkungen. Dies gehört allerdings in die Hand eines erfahrenen Homöopathen bzw.

Naturarztes, weshalb ich das Thema hier nicht weiter ausführen möchte. (Heilpraktiker dürfen bestimmte Infektionskrankheiten nur begleitend behandeln.)

Hier die wichtigsten pflanzlichen »Antibiotika«:

PFLANZENHEILKUNDE

Fieberklee

– Gilt als starkes Antibiotikum und soll sogar Krebszellen angreifen. Als Tee verfügbar.

Cystus

– Hilft gegen Pilze, Bakterien und Viren. Gibt es als Teekraut in der Apotheke.

Honig

– Wirkt gegen 18 von 21 Bakterienarten.

ACHTUNG: Nicht bei offenen Wunden verwenden!

Grapefruitkern-Extrakt

Umckaloabo

Angocin

ANDERES

Kolloidales Silber

Immunsystem (Steigerung der Abwehr)

Für den akuten Fall finden Sie die Mittel der Wahl im Kapitel *Beschwerden von A–Z* unter dem Stichwort *Abwehrschwäche*.

Um das Immunsystem »chronisch« zu stärken, gibt es nichts Besseres als eine gesunde Lebensweise – Tag für Tag. Was darunter zu verstehen ist, wissen Sie bestimmt auch. Der Vollständigkeit halber seien die wichtigsten Punkte hier trotzdem noch einmal genannt:

Ernährung

- vitaminreich
- reich an Mineralien und Spurenelementen
- reich an Obst und Gemüse (bis zu 5 x tgl., mehrere kleinere Portionen sind besser als eine große), möglichst aus ökologischem Anbau
- ballaststoffreich.

Sowie

- ausreichend Wasser trinken (mindestens 1,5 l tgl.)
- ausreichend Schlaf
- genügend Ruhephasen
- Bewegung an frischer Luft
- regelmäßig Sport in Maßen (kein Hochleistungssport)
- nicht zu viel Stress
- wenig Alkohol
- kein Nikotin
- eine zufriedene, ausgeglichene Gemütsverfassung.

Wenn Sie trotz mehr oder weniger gesunder Lebensweise immer wieder zu Infekten neigen, interessieren Sie sich vielleicht für die möglichen Ursachen und Hintergründe:

Wenn der Darm, der einen wesentlichen Teil unseres Immunsystems ausmacht, nicht richtig arbeitet, funktioniert auch die Abwehr nicht störungsfrei. Die Folge können ständige Erkältungen oder grippale Infekte sein.

Ihre Exkremente dürfen Ihnen also durchaus ein wenig Aufmerksamkeit wert sein. Sollten Sie nicht wenigstens alle zwei Tage Stuhlgang haben, oder wenn er zu spärlich oder zu reichlich ist, können Sie zunächst selbst versuchen, Ihren Darm zu »sanieren« – z. B. durch die Einnahme von Heilerde. (Siehe dazu Seite 151.)

Hält das Problem jedoch länger an, bitte ich Sie, eine ärztliche Untersuchung vornehmen zu lassen, um eine schwerwiegende Erkrankung auszuschließen.

Liegt erwiesenermaßen keine organische Ursache vor, können Sie Ihren Heilpraktiker oder einen Naturarzt nach der Sanum-Darmreinigung oder Phönix-Entgiftungstherapie fragen (die aber unbedingt unter fachlicher Betreuung vorgenommen werden sollten). Auch eine Kolon-Hydro-Therapie kann gegebenenfalls helfen, den Darm und damit Ihr Immunsystem wieder auf Trab zu bringen.

Zu Durchfall oder Verstopfung können Nahrungsmittelunverträglichkeiten (etwa gegen Milch oder Weizen) führen. Hier kann ein Allergietest hilfreich sein. Die Schulmedizin bietet jedoch kaum eine Möglichkeit, diese Unverträglichkeiten zu beheben – außer, die betreffenden Nahrungsmittel vom Speiseplan zu streichen, was aus meiner Sicht keine Lösung sein kann und sollte.

Die Naturheilkunde allerdings kennt Methoden, solchen Allergien entgegenzuwirken. Bitte versuchen Sie daher, eine entsprechende Fachfrau oder einen entsprechen Fachmann zu finden, die/der sich auf diesem Gebiet auskennt und Ihnen helfen kann. Sie brauchen kein entbehrungsreiches Leben zu führen, nur weil Sie bestimmte Nahrungsmittel nicht vertragen.

Im Übrigen können Darmprobleme auch seelische Ursachen haben. Es kommt z. B. durchaus vor, dass sich bei jemandem, der gewisse Dinge in seinem Leben (Menschen, Ereignisse, Erfahrungen usw.) partout nicht loslassen will, Verstopfung einstellt (quasi als körperliche Manifestation seines psychischen »Festhaltens«).

Operationen

Bei Operationen empfehle ich, begleitend mit Homöopathie zu arbeiten. (Die Mittel der Wahl finden Sie unter dem Stichwort *Operationen*, s. S. 95.)

Ich selbst musste mich in den letzten Jahren leider häufig operativen Eingriffen unterziehen. Bevor ich ins Krankenhaus kam, habe ich mir meine homöopathischen Mittel immer einzeln in Röhrchen (aus der Apotheke) abgefüllt und beschriftet, sodass ich schon mit der Einnahme fortfahren konnte, als ich von der Narkose noch halb benommen war.

Morgens operiert, saß ich dann am Nachmittag bereits topfit aufrecht im Bett, hatte Bärenhunger und verfolgte hellwach das Fernsehprogramm – zum großen Erstaunen der Schwestern und Ärzte.

Säure-Basen-Gleichgewicht

Für einen reibungslosen Stoffwechsel ist ein ausgewogener Säure-Basen-Haushalt wichtig. Stoffwechsel bedeutet ja letztlich nichts anderes, als dass die Stoffe, die wir unserem Körper mit der Nahrung zuführen, in den einzelnen Organen, vorwiegend im Darm und in der Leber, so aufgeschlüsselt werden, dass sie von den Zellen aufgenommen werden können.

Optimale Stoffwechselbedingungen bestehen, wenn Säuren und Basen im Blut im Gleichgewicht sind, d. h. bei einem pH-Wert von 7,1.

In der Ernährung sollte der Anteil der Säure bildenden Nahrungsmittel bei maximal 30 % liegen und die restlichen 70 % bei den Basen bildenden.

Merke: Säure bildende Nahrungsmittel enthalten selbst keine Säure und schmecken auch nicht sauer, produzieren jedoch beim Stoffwechsel Säuren im Körper.

Ein Säurenüberschuss im Körper (»Azidose«) kann auf Dauer zu einer Reihe schwerer chronischer Erkrankungen führen, z. B. zu chronischer Bronchitis, Weichteilrheuma, Herzbeschwerden, zu Erkrankungen des Magen-Darm-Trakts, Lebererkrankungen, Diabetes, Asthma oder Migräne.

Ein schwerwiegender Säureüberschuss im Körper lässt sich durch die Ernährung allein nicht ausgleichen; dennoch sind die Lebensmittel, die wir zu uns nehmen, von Bedeutung. Denn nachdem der Säurenüberschuss durch geeignete Mittel ins Gleichgewicht gebracht worden ist, kann die Ernährung dazu beitragen, dass der Säure-Basen-Haushalt ausgeglichen bleibt.

Nachstehend eine grobe Aufstellung der Säure bzw. Basen bildenden Nahrungsmittel sowie der neutralen, die sich auf das Säure-Basen-Gleichgewicht nicht auswirken.

Säure bildende Lebensmittel

- Fleisch, Fisch, Geflügel, Eier
- Milch, Quark, Käse, Joghurt in größeren Mengen
- Kaffee, schwarzer Tee, Limonade, Alkohol
- Fertigprodukte, Fast Food
- Alle raffinierten Fette, z. B. Margarine
- Zucker, Süßigkeiten, Kuchen usw.
- Kochsalz

Neutrale Lebensmittel

- Butter, Sahne in geringen Mengen, Creme fraîche
- Native, kalt gepresste Öle wie Leinöl, Olivenöl, Rapsöl, Sojaöl
- Frische Kräuter und Gewürze, Tee, kohlensäurearmes oder -freies Wasser
- Getreide (Vollkorn bei Verträglichkeit), Nudeln, Brot, Reis, Hirse, Hafer
- Gerste, Roggen, Dinkel als Brot, Nudeln, Bratlinge usw.

Basische Lebensmittel

- Kartoffeln in allen Variationen, Pell-, Folien- oder Bratkartoffeln
- Gemüse in jeglicher Form als Saft, Suppe, gedünstet, Salate
- Obstsäfte, frisch gepresst
- Hafer, Haferflocken, Hafersuppe
- *Kanne Brottrunk*
- Vitalstoffe, Chlorella-Alge
- Basischer Kaffee
- Himalaya-Kristallsalz

Ein Tipp: In der Apotheke werden Urin-Teststreifen angeboten, mit denen Sie prüfen können, ob Ihr Körper übersäuert ist.

Salz

Der Mensch hat sich vor Urzeiten aus dem Meer entwickelt, und so hat sein Blut dieselbe Zusammensetzung wie die »Ur-Suppe«, der Ozean, aus dem wir einst gekommen sind. Salz ist also für unseren Körper immens wichtig. Allerdings nehmen die meisten Menschen heute, alleine schon durch die Fertignahrung, viel zu viel davon zu sich.

Das, was wir heute im Supermarkt als Speisesalz kaufen, ist Natriumchlorid. Mit anderen Worten: Das natürliche Salz wurde chemisch gereinigt, die darin enthaltenen Mineralien und Spurenelemente wurden entfernt. Außerdem wird das Speisesalz zum Teil mit Jod, Fluor und demnächst auch mit Folsäure versetzt, damit ein angeblicher Mangel in der Bevölkerung ausgeglichen werden kann. Das ergibt in meinen Augen wenig Sinn, weil hier nach dem Gießkannenprinzip gearbeitet wird, ohne Rücksicht auf individuelle Bedürfnisse. Aber leider kann man sich kaum davor schützen, jedenfalls nicht, wenn man industriell verarbeitete Lebensmittel verzehrt.

Wenigstens in der eigenen Küche jedoch sollte man Salz gezielt einsetzen, wenn man es nicht ohnehin durch sogenanntes Gewürzsalz ersetzt, das es z. B. im Reformhaus gibt.

Ich empfehle, *Kristallsalz* (auch *Himalaya-Salz* genannt) zu verwenden, das vor Millionen von Jahren durch ein Ur-Meer unter dem Himalaja-Massiv entstand. Da es in einer Tiefe von bis zu 400 Metern lagert, ist es den Umweltbelastungen nicht ausgesetzt und frei von Verschmutzungen, dafür aber reich an Mineralstoffen. Außerdem wird es nicht industriell bearbeitet, also auch nicht »gereinigt«, und ist daher naturbelassen.

Achten Sie beim Kauf aber bitte darauf, dass es sich um Original-Kristallsalz handelt.

In einigen Büchern wird eine Kur mit Sole zur innerlichen Anwendung empfohlen. Das halte ich jedoch für bedenklich, da viele Menschen, wie gesagt, ohnehin schon mehr Salz zu sich nehmen, als für sie gut ist. Unbedingt zu unterlassen ist eine solche Sole-Kur bei erhöhtem Blutdruck.

Äußerlich ist diese Sole jedoch durchaus zu empfehlen.

Hier das Rezept:

Man löst 26 g Salzbrocken in 100 ml Wasser auf, wodurch eine gesättigte Solelösung entsteht, da Wasser nicht mehr als 26 % Salz aufnehmen kann. Sie können von dieser Lösung so viel Sole nehmen, wie Sie brauchen. Bitte füllen Sie dann immer wieder mit Wasser nach, bis die Brocken verbraucht sind; es entsteht immer wieder diese 26 %ige Lösung.

Aus dem Kristallsalz können Sie Gurgelwasser, Spülungen, Inhalationen, Dampfbäder, Wickel, Einreibungen usw. machen und sich bei vielen Alltagsbeschwerden helfen.

Wasser

Wasser ist die Grundlage allen Lebens.

Wasser durchdringt jede unserer Zellen, regelt also alle Funktionen des Körpers.

Zwischen 1 ½ und 2 ½ Litern Wasser täglich scheiden wir Menschen aus, und diesen Flüssigkeitsverlust müssen wir durch Trinken *unbedingt* wieder ausgleichen.

Als Faustregel für die benötigte Flüssigkeitsmenge gilt: Etwa 30 ml Wasser pro Kilogramm Körpergewicht. Wenn Sie also 70 Kilo wiegen, sollten Sie mindestens 2 Liter Wasser trinken.

Und damit ist *Wasser* gemeint, reines, kohlensäurefreies Wasser, und keine wasserhaltigen Getränke wie Kaffee, Limonade oder gar Alkohol. (In der ayurvedischen Medizin, der altindischen Lehre über das Wissen vom Leben, wird übrigens empfohlen, regelmäßig morgens ein Glas heißes Wasser zu trinken, weil es den Gallenfluss anregt.)

Da Mineralwasser bzw. kohlensäurehaltiges Wasser bereits gesättigt ist, kann es keine Giftstoffe mehr aufnehmen und taugt daher auch nicht für den Abtransport von Schlacken. (Kohlensäure [CO_2] ist schließlich genau der Stoff, den die Lunge versucht abzuatmen, also »loszuwerden«.)

Es bleibt also nur reines Leitungswasser – *wenn* es denn rein ist. Leitungswasser gehört zwar zu den staatlich am besten geprüften Lebensmitteln, dennoch enthält es jede Menge Giftstoffe in Form von gelösten Antibiotika und anderen Medikamentenresten, die in die Kanalisation gelangen. Von reinem Wasser kann also schon lange nicht mehr die Rede sein.

Was ist zu tun?

Dass alte Bleirohre durch Kunststoffrohre oder zumindest durch welche aus Kupfer ersetzt werden sollten, wissen viele von uns. Aber nur selten lässt sich das in einer Mietwohnung realisieren.

Es gibt jedoch eine Reihe von Geräten, mit denen das Leitungswasser – mehr oder weniger kostspielig – gereinigt werden kann.

Ich selbst bin überzeugte Anhängerin der Pyramidenenergie – und habe im Keller auf der Wasserleitung eine Pyramide stehen, mit deren Hilfe alles Wasser gereinigt wird.

Es gibt auch sogenanntes Granderwasser (auch levitiertes Wasser genannt), ein mit Sauerstoff angereichertes Wasser, das gute Heilerfolge bringen soll; persönliche Erfahrungen damit habe ich nicht.

Gute Erfahrungen liegen auch mit den sog. Plochergeräten vor, die eine Rechtsdrehung des Wassers bewirken, so dass eine Energetisierung stattfindet. Generell gilt: Energetisiertes Wasser nimmt weniger Schadstoffe auf, wodurch die Qualität des Wassers erhöht wird.

Zeckenbisse und Insektenstiche

In den letzten Jahren werden Deutschland, Österreich und die Schweiz geradezu durchseucht mit Borreliose, einer Erkrankung, die hauptsächlich von Zecken, aber auch von anderen Insekten auf den Menschen übertragen wird.

Das Heimtückische an dieser Erkrankung ist, dass sich ihre Anzeichen erst ein halbes Jahr nach der Infektion oder sogar noch später einstellen.

Im frühen Stadium treten dann grippeähnliche Symptome auf, die sich mit fortschreitender Zeit verstärken: Kopfschmerzen, Niesen, eventuell Gliederschmerzen, triefende Nase, allgemeines Unwohlsein, Ermüdung bis hin zur Erschöpfung.

Da die Gifte der Borrelien (wie die Erreger genannt werden) das Nervengewebe angreifen, kann es im schlimmsten Fall zu bleibenden Lähmungen kommen.

Gehen Sie daher nach jedem Zeckenbiss SOFORT zum Arzt (auch wenn es nicht zu einer Hautrötung kommt) und verlangen Sie eine Untersuchung auf Borrelien.

Sollte die Untersuchung eine Infizierung ergeben, verlangen Sie unbedingt Antibiotika! Und glauben Sie mir: Wenn ich als Heilpraktikerin Antibiotika empfehle, ist es wirklich ernst!

Im frühen Stadium ist die Borreliose mit 14 Tagen Antibiotika (z. B. Doxycyclin 200 mg pro Tag) zu behandeln. Das ist ein Notfall, und in diesem Fall sind Antibiotika unerlässlich! WARTEN SIE NICHT MIT DEM ARZTBESUCH! SCHON EINE WOCHE KANN ZU LANGE SEIN.

Denn eine verschleppte Borreliose ist langwierig und schwer zu behandeln.

Nach der Verabreichung des Antibiotikums gehen Sie bitte zu einem guten Heilpraktiker und lassen das Mittel ausleiten und eine Darmsanierung vornehmen.

Dann können Sie erwägen, noch sechs Wochen lang die Borreliose-Nosode in der Hochpotenz zu nehmen (s. S. 132).

Behandlungsempfehlungen

7-Kräuter-Kur (»Kameldreck«)

Zusammensetzung:
40 g Anis
25 g Bibernelle
50 g Fenchel
50 g Kümmel
40 g Schafgarbenblüte
50 g Wacholder
40 g Wermut

Entweder in der Apotheke mahlen lassen oder selbst im Mörser zu Pulver zerkleinern.

Diese Heilkräuter wirken schleimlösend und schleimabsondernd. Sie entlasten Leber und Niere, reinigen das Blut und entgiften. Und alles ohne Nebenwirkung!

Jeweils morgens auf nüchternen Magen und abends vor dem Schlafengehen einen gestrichenen Teelöffel auf der Zunge zergehen lassen oder mit etwas Wasser einnehmen. Gut einspeicheln.

Schmeckt allerdings ... Aber nicht umsonst wird die Mischung im Volksmund »Kameldreck« genannt.

Aloe Vera

Von den ca. 300 Aloe-Vera-Arten ist *Barbadensis Miller* für den Menschen die wertvollste. Nachgewiesen sind darin mehr als 220 Nähr- und Vitalstoffe (Vitamine, Mineralstoffe, Spurenelemente, Enzyme).

Die Ägypter wussten bereits vor 6000 Jahren um die Wirkung der Pflanze. Kein Wunder also, dass sich schon Kleopatra das Gel des Aloe-Vera-Blattes zur Körper- und Schönheitspflege zunutze machte. Und sogar Alexander der Große soll nicht ohne diese Pflanze zu seinen Feldzügen aufgebrochen sein. Kolumbus gab ihr den treffenden Namen »Arzt im Topf« und nahm sie auf seinen Schiffsreisen mit; die Amerikaner nannten sie »Der stille Heiler«, und bei den Russen heißt sie noch heute »Elixier des Lebens«. Bei den Indianern schließlich gehört Aloe Vera zu den sechzehn heiligen Pflanzen. Kurz gesagt: Der Name »Kaiserin der Heilpflanzen« gebührt ihr also völlig zu Recht.

Schier unübertrefflich ist das Pflanzengel bei Brandwunden, denn es hat schmerzstillende und heilende Wirkung. Außerdem ist Aloe Vera entzündungshemmend und bietet den Keimen Einhalt, die eine Blutvergiftung verursachen können.

Für die Wundbehandlung können Sie Aloe Vera zu Hause im Topf halten und pflegen. (Bedenken Sie jedoch, dass es drei Jahre dauert, bis das Gel seine heilende Wirkung entfaltet.) Dabei ist es wichtig, dass Sie den richtigen Typ Pflanze besorgen. Man erkennt ihn unter anderem daran, dass die Blätter mit Zacken versehen sind, die etwa einen Fingerbreit Abstand voneinander haben. Achten Sie auch darauf, dass die Pflanze ökologisch angebaut und geerntet wurde.

Weitere Anwendungshinweise finden Sie bei den einzelnen *Beschwerden.*

Leider ist reines Alo-Vera-Gel nicht ganz billig, eine Kur 2x im Jahr mit 2–3 Flaschen sollten Sie trotzdem ernsthaft in Erwägung ziehen.

Wenn Sie sich nach einer langen Krankheit z. B. noch müde und schlapp fühlen, wird die Pflanze Ihre Regenerationsfähigkeit steigern. Der enthaltene Wirkstoff entgiftet zudem den Darm und stellt das natürliche Säure-Basen-Verhältnis im Körper wieder her. Bei regelmäßiger Einnahme soll er ferner gegen Arteriosklerose wirken, also dazu beitragen, die Arterien von Ablagerungen zu befreien.

Das kalt gepresste Aloe-Vera-Gel sollte **vor** den Mahlzeiten eingenommen werden. Die Dosierung wird unterschiedlich angegeben. Ich habe die Erfahrung gemacht, dass ein Schnapsglas durchaus genügt. In akuten Krankheitsfällen kann die Dosis jedoch bis auf 250 ml gesteigert werden.

Bachblüten

Die Bachblüten-Therapie gehören zu den naturheilkundlichen Mitteln und Methoden, die in der Schulmedizin vielfach noch belächelt werden. Dabei bietet sie sehr gute Heilungschancen, gerade auch bei seelischen Problemen.

Entwickelt wurde die Bachblüten-Therapie von dem englischen Arzt Edward Bach (1886–1936), der davon ausging, dass körperliche Krankheiten durch ein Ungleichgewicht auf der Seelenebene entstehen. Bach ermittelte 38 »negative Seelenzustände« – und fand 38 Blüten, die heilend auf sie einwirken.

Da es in diesem Buch vorwiegend um körperliche Beschwerden geht, möchte ich das Thema *Bachblüten* nur kurz erwähnen. Allerdings habe ich bei Schockzuständen ausgezeichnete Erfahrungen mit den sogenannten Rescue-Tropfen gemacht (s. unter *Schock*, S. 108).

Cystus

Cystus = *Cistus Incanus ssp. tauricus* war bereits den alten Griechen als Heilpflanze bekannt. Vor einiger Zeit hat die Universität Saarbrücken herausgefunden, dass sie als natürliches Antibiotikum keimtötend wirkt.

Das Kraut ist als Fertigpräparat in der Apotheke in Form von Teekraut und Sud (Pandalis), als Sirup und als Creme erhältlich.

Grapefruitkern-Extrakt

Wie aus zahlreichen Laboruntersuchungen hervorgeht, enthalten die Kerne der Pampelmuse Stoffe, die in einzigartiger Kombination das Wachstum von Bakterien, Viren und Pilzen hemmen.

Die äußerlichen Anwendungsmöglichkeiten sind vielseitig. Grapefruitkern-Extrakt hilft, wann immer eine Hautkrankheit von den genannten Parasiten hervorgerufen wurde.

Der Extrakt sollte in aller Regel verdünnt verwendet werden, mit Wasser oder Öl (Mandel-, Oliven-, Sesam- oder Avocadoöl). (Gut verrühren.)

Bei innerlicher Anwendung sollte der Verzehr des Extrakts der besseren Verträglichkeit wegen nach den Mahlzeiten erfolgen.

Manche Menschen sind allergisch auf Zitrusfrüchte und könnten daher auch eine Unverträglichkeit gegenüber diesem Extrakt aufweisen. Bitte verzichten Sie dann darauf.

ACHTUNG: Die Augen dürfen keinesfalls mit dem Extrakt in Berührung kommen. Ggf. mit warmem Wasser ausspülen und den Arzt aufsuchen.

Heilerde (Luvos)

Heilerde ist naturreiner Löss (aus Steinen, die von eiszeitlichen Gletschern stammen) und enthält wichtige Mineralstoffe und Spurenelemente, die für unseren Körper unerlässlich sind, u. a. Kieselerde, Kalzium, Magnesium, Eisen, Kalium, Natrium, Kupfer und Kobalt.

Es gibt dieses uralte Heilmittel in Form von Pulver und als Kapseln. Innerlich angewendet hilft es vor allem bei Magenbeschwerden durch Übersäuerung, bei Sodbrennen sowie zur Darmregulierung. Da Heilerde über die Eigenschaft verfügt, Giftstoffe im Darm zu binden, hat sie reinigende Wirkung. Auch kann sie zur Senkung des Cholesterinspiegels im Blut beitragen.

INNERLICHE ANWENDUNG

1–2 TL Heilerde in ein ½ Glas Leitungswasser, Mineralwasser oder Tee geben, gut verrühren und in kleinen Schlucken trinken.

Um die Konzentration der Heilerde im Verdauungstrakt zu erhöhen, kann sie auch pur eingenommen werden. Dafür das Pulver vor dem Schlucken gut einspeicheln.

Dosierung

Pulver: Mehrmals täglich kleinere Mengen

Kapseln: 1 – 2 Kaps. 3 x tgl

ACHTUNG: Da Heilerde die Wirkung anderer Medikamente herabsetzen kann, bitte nicht gleichzeitig einnehmen, mindestens 1 Stunde damit warten.

ÄUSSERLICHE ANWENDUNG

Heilerde mit Wasser, Essigwasser (vorzugsweise Bio-Apfelessig) oder Kamillentee zu einem streichfähigen Brei anrühren, der als Pflaster, Packung (Auflagen) oder Wickel verwendet werden kann.

»Pflaster«

Den Heilerdebrei direkt auf die betroffene Hautpartie (z. B. Insektenstich) auftragen, antrocknen lassen, dann den Brei mit kaltem Wasser abwaschen.

Wickel

Vor der Behandlung ein Leinentuch (z. B. Geschirrtuch, Windel) in Wasser tauchen und kräftig auswringen.

Der Heilerdebrei wird direkt auf die Haut aufgebracht und der entsprechende Bereich dann fest mit dem Leinentuch umwickelt. Sie können aber auch den Brei auf das Tuch auftragen, ein größeres, trockenes Leinen- oder Baumwolltuch darüberlegen und mit Sicherheitsnadeln befestigen. Den Patienten dann in eine Decke einhüllen und ruhen lassen, bis der Heilbrei getrocknet ist.

Homöopathie

Die Homöopathie wurde vor gut 200 Jahren von dem Arzt und Apotheker Samuel Hahnemann (1755 – 1843) begründet und ist eine eigenständige Heilweise, die sich in ihrer Denkweise grundlegend von der Schulmedizin unterscheidet.

In der Homöopathie wird *Ähnliches mit Ähnlichem* geheilt. Ein einfaches, aber überzeugendes Beispiel dafür: Bei Erfrierungen ist es, wie jeder weiß, am besten, den betroffenen Körperteil zunächst einmal mit Schnee abzureiben. Kälte gegen Kälte. Das bedeutet es, *Ähnliches mit Ähnlichem zu heilen.*

Wie Hahnemann zu seinen Erkenntnissen kam, ist eine faszinierende Geschichte:

Bei der Übersetzung eines medizinischen Werks aus dem Englischen stieß er auf widersprüchliche Aussagen über die heilende Wirkung von Chinarinde bei Malaria. Dies veranlasste ihn zu einem mittlerweile berühmten Selbstversuch. Dafür nahm er Chinarindenpulver ein und stellte fest, dass bei ihm, dem Gesunden, die fiebrigen Symptome der Malaria auftraten. Sie dauerten 2 – 3 Stunden an und klangen dann wieder ab, um sich nach einer erneuten Gabe von Chinarindenpulver abermals einzustellen. Die Ähnlichkeit der Krankheitserscheinungen, die bei ihm zu verzeichnen waren, mit den bekannten Symptomen der Malaria schien der Grund dafür zu sein, dass das Medikament in der Lage war, die Krankheit zu bekämpfen. Daraus folgerte Hahnemann: Eine Arznei, die einen gesunden Menschen krank macht, kann auch einen kranken heilen. Von dieser Entdeckung wie elektrisiert, forschte er weiter.

Wie Hahnemann im Laufe der Zeit herausfand, deutet das Auftreten von Krankheitssymptomen darauf hin, dass die tief im Inneren des Menschen vorhandene, unsichtbare Lebenskraft, die alle körperlichen, geistigen und seelischen Vorgänge steuert, aus der Ordnung geraten ist. Daher, folgerte er weiter, beruht jegliche Heilung darauf, diese Lebenskraft wiederherzustellen.

In vielen Jahren des Experimentierens mit allerlei pflanzlichen, tierischen und mineralischen Stoffen stellte Hahnemann fest, dass sich deren Wirkung potenzierte, wenn er sie nicht nur stufenweise verdünnte (dies allein bewirkte nichts Bemerkenswertes), sondern auch verschüttelte. Auf diesem Wege ließen sich offenbar verborgene heilende Kräfte, die in einer Substanz enthalten sind, aufschlüsseln. So gelang es ihm, aus Rohstoffen, die eigentlich medizinisch unwirksam sind (z. B. Kochsalz, Gold, Eisen), oder sogar giftig, wie z. B. Tollkirsche *(Belladonna)*, wertvolle Arzneimittel herzustellen.

Das Verblüffende dabei ist, dass sich deren homöopathische Kraft nicht – wie bei der reinen Verdünnung – verliert, sondern sogar noch zunimmt, und dies umso mehr, je mehr das Mittel geschüttelt = potenziert, wird.

Hahnemann arbeitete mit sogenannten C-Potenzen. Dabei werden Arznei- und Trägerstoff in einem Verhältnis von 1 : 100 (= zentesimal) potenziert. Das bedeutet: 1 Teil Arznei und 99 Teile Trägersubstanz (z. B. Wasser) werden vermischt und anschließend 10 x kräftig geschüttelt. Das ergibt eine C-1-Potenz. Dann werden 1 Teil der C-1-Arznei und 99 Teile Trägersubstanz vermischt und 10 x kräftig geschüttelt. Das ergibt eine C-2-Potenz. Und so weiter.

Heute werden neben den C- auch D- und LM-Potenzen verwendet.

Unter D-Potenzen versteht man Dezimalpotenzen, bei denen Arznei und Trägerstoff in einem Verhältnis von 1 : 10

potenziert werden. Bei den LM-Potenzen liegt das Verhältnis bei 1 : 50.000.

Welche Potenz zur Anwendung kommt, entscheidet jeder Homöopath von Fall zu Fall – es ist zu einem guten Teil Erfahrungssache, wie überhaupt die Homöopathie eine Erfahrungsmedizin ist.

In der Homöopathie unterscheidet man *Klassische Homöopathie* und *Komplexhomöopathie*.

Die Klassische Homöopathie, auch Einzelmittel-Homöopathie genannt, geht davon aus, dass es für einen bestimmten Menschen *ein* Mittel gibt, das möglich *ähnlichste* Mittel, das all die Eigenschaften abdeckt, die diesen einen Menschen mit all seinen Besonderheiten ausmacht und die »Verstimmungen« (Hahnemann) seiner Lebenskraft behebt.

Für diesen einen Menschen mag es u. a. typisch sein, dass er

- viel raucht
- zu viel Alkohol trinkt
- Unmengen Kaffee braucht, um fit zu sein
- nicht einschlafen kann, weil seine Gedanken ständig um die Arbeit kreisen
- zu Verstopfung neigt
- häufig unter Halsentzündungen leidet.

Das homöopathische Mittel (das »Konstitutionsmittel«) eines Menschen, der u. a. über diese Merkmale verfügt, könnte *Nux vomica* (Brechnuss) sein. Es würde seine Reizbarkeit auf ein (auch für seine Umwelt) erträgliches Maß reduzieren, er würde besser schlafen, seine Verdauung käme auf Trab, und er wäre eher in der Lage, seinen stressigen Alltag zu bewerkstelligen. Bekäme dieser Mensch dann eine akute Halsentzündung, würde sein Konstitutionsmittel *Nux vomica* auch diese heilen.

Die Komplexhomöopathie dagegen beruht auf der Erkenntnis, dass es bei allen akuten Beschwerden nicht nur eines, sondern mehrere Mittel gibt, die heilende Wirkung haben (wie z. B. bei einer Mandelentzündung *Apis, Arsenicum album, Belladonna usw.*).

Dieser Zweig der Homöopathie sucht also nicht nach dem Konstitutionsmittel des Patienten, um eine Halsentzündung zu behandeln. Stattdessen werden die Mittel, die sich beim betreffenden Krankheitsbild am besten bewährt haben, zu einer neuen Arznei kombiniert. Obwohl solche Komplexmittel quasi nach dem »Schrotschussprinzip« arbeiten, wirken meiner Erfahrung nach viele von ihnen sehr gut – Grund genug, sie Ihnen in diesem Buch nicht vorzuenthalten.

Zur Anwendung

In der Homöopathie kommt es darauf an, den Kranken genau zu beobachten, um herausfinden zu können, wie seine Beschwerden am besten behandelt werden sollten. Im Kapitel »Beschwerden …« sind deshalb unter dem Stichwort »Homöopathie« häufig mehrere Mittel aufgeführt, ergänzt um die Beschreibung möglicher Befindlichkeiten bzw. Begleitumstände. Treffen Sie Ihre Wahl in solchen Fällen anhand der dort gegebenen Hinweise.

Was die Dosierung betrifft, empfehle ich, wenn nicht anders angeben, C-30-Potenzen. Dies ist unter Homöopathen die gängigste Potenz, weil meistens eine einmalige Gabe von 5 Kügelchen ausreicht und die Erstreaktion – wenn überhaupt – moderat ist und die Heilung schnell eintritt.

Unter Umständen kommt es aber auch zu einer sogenannten Erstverschlimmerung. Keine Sorge, das ist ein gutes Zeichen. Sie sind auf dem richtigen Weg. Ihr Körper reagiert wunschgemäß. (Ist dies ausnahmsweise nicht der Fall und Sie möchten das homöopathische Mittel »löschen«, reicht die Gabe einiger Tropfen Kampfer aus.)

Sollte jedoch innerhalb von 24 Stunden keine Besserung auftreten, haben Sie das falsche Mittel gewählt; probieren Sie es dann bitte mit einer der anderen vorgeschlagenen Arzneien oder wenden Sie sich an einen erfahrenen (Naturheilkunde-)Arzt bzw. Heilpraktiker.

Was Sie sonst noch beachten sollten

- Vermeiden Sie unmittelbar vor und nach der Einnahme eines homöopathischen Mittels Pfefferminz, Kaffee, schwarzen Tee, grünen Tee (enthält viel Koffein), ebenso rohe Zwiebeln und rohen Knoblauch.
- Achtung auch bei der Zahncreme, die Sie verwenden. Die meisten enthalten starke ätherische Öle. Es gibt aber auch Homöopathie-verträgliche Alternativen, entsprechende Hinweise finden Sie im Kapitel »Fertigpräparate«.
- Zwischen der Gabe eines homöopathischen Mittels und dem Zeitpunkt, an dem Sie etwas essen oder trinken, sollten mindestens 20 Minuten verstreichen.
- Sie können die Kügelchen (»Globuli«) direkt auf die Zunge geben (aufgrund des enthaltenen Milchzuckers haben sie einen angenehm süßlichen Geschmack). Sie lösen sich dort schnell auf und werden ebenso schnell von der Mundschleimhaut aufgenommen.
- Sie können die Kügelchen aber auch in etwas Wasser auflösen und in mehreren Portionen, z. B. löffelweise, zu sich

nehmen. Bitte **keinen** Löffel aus Metall verwenden, sondern nur einen aus Kunststoff oder Holz.

Der portionsweise Konsum hat den Vorteil, dass Sie vor jeder Einnahme das restliche Wasser im Glas 10 x aufschlagen können (wie ein Ei). Damit erhöhen Sie jedes Mal die Potenz und machen das Mittel noch besser und schneller wirksam.

Bei Milchzuckerunverträglichkeit können Sie sich in der Apotheke erkundigen, ob es das Mittel Ihrer Wahl auch in Tropfenform gibt.

Anderenfalls geben Sie die Kügelchen in warmes Wasser (nicht zu heiß!) und trinken es nach ungefähr 4 Minuten vorsichtig weg, sodass der Milchzucker im Glas zurückbleibt. Dadurch wird dessen Menge deutlich reduziert, und die Heilstoffe können trotzdem ihre Wirkung entfalten.

Aufbewahrung homöopathischer Heilmittel

Auch die folgenden Punkte sollten Sie unbedingt beachten:

- Die Mittel nicht über 40° C lagern, sie dürfen weder direkter Sonnenstrahlung noch größerer Hitze ausgesetzt werden.
- Vor Feuchtigkeit schützen.
- Nicht in der Nähe stark riechender Substanzen (Parfüms, ätherische Öle usw.) aufbewahren.
- Ebenso wenig in der Nähe von Elektrogeräten (Fernsehen, Handys, Computer u. dgl.).
- Bei Flugreisen sollten Sie Ihre Medikamente vor Strahlen schützen.

Besorgen Sie sich im Fotofachgeschäft eine undurchlässige Filmtasche; so etwas ist nicht ganz billig, aber sehr hilfreich. Alufolie, Bleifolien oder eine Bleitasche tun es zur Not aber auch.

HINWEIS: Im folgenden Kapitel finden Sie die wichtigsten homöopathischen Mittel mit ihrer deutschen Bezeichnung, damit Sie eine Vorstellung davon bekommen, was sich hinter dem lateinischen Namen verbirgt.

Ingwertee

Rezept

1 cm Ingwerwurzel schälen und in kleine Stücke schneiden, mit 1 l kochendem Wasser überbrühen und 10 Min. ziehen lassen.
Nach dem Essen als Verdauungstee trinken. Senkt den Cholesterinspiegel und soll sogar noch stärker wirken als Knoblauch.

Knoblauchkur

Hierbei handelt es sich um ein altes tibetisches Heilmittel zur Reduktion von Fettablagerungen und Verkalkungen des Körpers. Darüber hinaus verbessert die Knoblauchkur den Stoffwechsel und gibt den Blutgefäßen ihre Elastizität zurück. Damit beugt sie Infarkt, Schlaganfall und Herzkranzverengung vor. Und dies sind nur einige ihrer heilsamen Wirkungen.

Zubereitung

100 g Knoblauch schälen, reinigen, zerquetschen und in 100 g 96%-igen Weingeist (aus der Apotheke) geben. Mi-

schung 10 Tage lang in einem Einweckglas gut verschlossen kühl lagern.
Danach durch ein Leinentuch filtern. Den Knoblauch dabei gut ausdrücken. Die Kur beginnt man 2 – 3 Tage danach.

Dosierung und Anwendung
Jeweils 50 ml (1/4 Trinkglas) Milch in ein Glas geben und den Knoblauch tropfenweise wie folgt dazugeben:

Tag	Morgens	Mittags	Abends
1.	1 Tr.	2 Tr.	3 Tr.
2.	4 Tr.	5 Tr.	6 Tr.
3.	7 Tr.	8 Tr.	9 Tr.
4.	10 Tr.	11 Tr.	12 Tr.
5.	13 Tr.	14 Tr.	15 Tr.
6.	15 Tr.	14 Tr.	13 Tr.
7.	12 Tr.	11 Tr.	10 Tr.
8.	9 Tr.	8 Tr.	7 Tr.
9.	6 Tr.	5 Tr.	4 Tr.
10.	3 Tr.	2 Tr.	1 Tr.

Danach nimmt man 3 x täglich je 25 Tropfen, bis das Heilmittel aufgebraucht ist. Am besten ist es, das Medikament während des Essens einzunehmen. Es empfiehlt sich, die Kur nach spätestens 5 Jahren zu wiederholen.

Keine Angst vor Knoblauchgeruch: Knoblauch, präpariert in Alkohol mit Milch, schmeckt sehr gut, und weil das Präparat während des Essens eingenommen wird, hat die Mischung keinen Nachgeschmack.

Kolloidales Silber

Als es noch keine Kühlschränke gab, legte man eine Silbermünze in die Milch, damit sie nicht so schnell sauer wurde. Die Münze gab winzige Silberpartikel ab, die die Bakterien abtöteten, welche die Milch sauer werden lassen.

Im 19. und noch zu Beginn des 20. Jahrhunderts war Kollodiales Silber (auch Silberwasser genannt) als natürliches Mittel gegen Infektionen von großer Bedeutung. Nach Einführung der chemischen Antibiotika geriet es jedoch immer mehr in Vergessenheit.

Heute erlebt Kolloidales Silber eine Renaissance, da nachgewiesen werden konnte, dass es erfolgreich und nebenwirkungsarm gegen mehr als 650 Krankheitserreger eingesetzt werden kann.

Kolloidales Silber wirkt praktisch auf alle Körpersysteme, auch zur Vorbeugung:

- Haut
- Verdauungstrakt
- Nerven
- Atemwege
- Bewegungsapparat (auch bei Rheuma)
- Harn-, Genitaltrakt
- und hilft gegen Infektionskrankheiten wie Malaria, Scharlach, Syphilis usw.

Die Behandlung gehört selbstverständlich in fachkundige Hände, deshalb möchte ich hier auf Anwendungsempfehlungen verzichten. Aber ich wollte Sie doch wenigstens auf dieses Mittel hinweisen, das übrigens auch bei Krankheitserregern wirkt, die gegen Antibiotika resistent geworden sind.

Löwenzahntee

Rezept

300 g Löwenzahnblüten 24 Std. in Wasser stehen lassen, über einem Sieb abgießen. Mit 1 l Wasser 5 Min. kochen. Zwei ungespritzte Zitronen vierteln + abgeseihen. Den Sud + 1 kg Zucker 1/2 Std. köcheln lassen.
Abgekühlt in Schraubgläser füllen und verschließen, bei Erkältung teelöffelweise in Tee oder pur zu sich nehmen.

Nachtkerzenöl

Seine segensreichen Wirkungen waren unbekannt, bis vor etwa 50 Jahren englische Wissenschaftler begannen, das fette Öl des Nachtkerzensamens zu untersuchen. Sie fanden darin u. a. eine noch unbekannte Fettsäure, der man den Namen Gamma-Linolensäure (GLS) gab. Inzwischen weiß man, dass sie für den Stoffwechsel von großer Bedeutung und in der Muttermilch (jedoch nicht in Kuhmilch) enthalten ist.

Die Nachtkerze, eine Verwandte des Weidenröschens und der Fuchsie, blüht erst im zweiten Jahr, und zwar in Form einer Traube mit zahlreichen großen, etwa 3 cm langen Blütenknospen in Goldgelb. Aus den befruchteten Blüten entstehen Fruchtkapseln, die jeweils etwa 200 Samen tragen, nur 2 mm groß sind und 25 % Öl enthalten, das einen aromatischen Geruch verströmt.

Nachtkerzenöl, eines der teuersten Öle überhaupt, hilft bei der Fettverbrennung, senkt den Cholesterinspiegel und den Blutdruck, reguliert Herz- und Kreislauf, den Zyklus der Frau, das Immunsystem und wirkt entzündungshemmend auf die Haut.

Bei den Anwendungsangaben gehe ich von Kapseln mit je 500 mg Nachtkerzenöl aus. Da diese weder Zucker noch Stärke noch künstliche Farb- oder Geschmacksstoffe enthalten, sind sie auch für Diabetiker geeignet.

Besonders bei der oralen Einnahme ist etwas Geduld gefragt, denn es kann bis zu drei Monaten dauern, bis Sie eine Besserung Ihrer Beschwerden bemerken. Dafür sind Nebenwirkungen sehr, sehr selten.

Die Kapseln sollten zusammen mit den Mahlzeiten eingenommen werden. Äußerlich wird das Öl in die Haut eingerieben.

Anwendung bei Kindern:

Wenn Kinder die Kapseln nicht schlucken möchten, Kapseln aufstechen und das Öl in Speisen oder Getränke mischen, aber nicht heiß, sondern nur lauwarm verzehren lassen

Gerade bei hyperaktiven Kindern ist die Einreibung (Unterleib, Lenden oder Innenseiten der Unterarme) zu empfehlen; das Öl lässt sich leicht einmassieren und wird schnell von der Haut aufgenommen.

ACHTUNG:

- Nicht geeignet für Epileptiker oder Menschen, die Arzneimittel einnehmen, die eine Epilepsie auslösen können (z. B. Phenothiazine).
- Nicht unmittelbar nach Magenoperationen anwenden, sonst können Blähbauch und Druckgefühl entstehen.

Öl ziehen

Abends oder morgens vor dem Zähneputzen 1 EL Sonnenblumen- oder Sesamöl in den Mund nehmen, gründlich damit spülen, dann ausspucken, dadurch werden Schadstoffe im Mund gesammelt und beseitigt.

Schöner Nebeneffekt: Auf Dauer werden Ihre Zähne strahlend weiß.

ACHTUNG: Nicht durchführen, wenn Sie noch Amalgam-Füllungen bzw. alte Brücken o. Ä. mit Schwermetallen im Mund haben, da diese beim Ölziehen evtl. in Spuren gelöst werden.

Quarkwickel

Quark wirkt abschwellend, entzündungshemmend, schmerzlindernd und angenehm kühlend.

Zutaten

Magerquark
evtl. eine Unterlage als Bettschutz
Spatel
Kompressen
evtl. eine Binde zum Fixieren

Anwendung

Den Quark etwa einen halben Zentimeter dick auf die Kompresse streichen und wie ein Päckchen von der Seite her einschlagen. Auf die zu behandelnde Fläche legen. Ggfs. leicht fixieren.

Anwendungsdauer: bis der Quark trocken geworden ist. Bei akuten Entzündungen 15 Minuten.

ACHTUNG: Bei einer starken Entzündung wird der Quark schnell warm, dann muss die Auflage erneuert werden, sodass bei starken Entzündungen 2–3 Kompressen hintereinander notwendig werden können. Bitte den Quark nicht eiskalt verwenden, er sollte nur kühl sein.

Schüßler-Salze

Die Schüßler-Salze nach Dr. med. Wilhelm Heinrich Schüßler (1821–1898), sollte ich vielleicht vorausschicken, sind keine Mineralstoffe, wie sie in Nahrungsmitteln vorkommen.

Wie Hahnemann, der Begründer der Klassischen Homöopathie, war auch Schüßler bemüht, einen Weg zu finden, die menschliche Gesundheit mit Hilfe natürlicher Stoffe zu fördern. Bei der »Biochemie« nach Schüßler werden die fehlenden Mineralstoffe in feinen Gaben verabreicht, wobei nur Substanzen zur Verwendung kommen, die auch im gesunden Organismus vorhanden sind. Die Schüßler-Salze liegen in Tablettenform vor und als Salben.

Übrigens: Homöopathie und Biochemie sind durchaus gleichzeitig zu verwenden, sie stören einander nicht.

INNERLICH
Die Tabletten werden auf die Zunge gegeben und lösen sich sehr schnell auf.

Dosierung

Kdr. bis 6 Jahre:	1–2 Tabl. tgl.
Kdr. von 6–12 Jahren:	3–4 Tabl. tgl.
Ab 12 Jahren:	5–8 Tabl. tgl.

Es können bis zu 4 verschiedene Stoffe täglich eingenommen werden.

Im **akuten** Fall können Sie 2–3 Stoffe wie folgt einnehmen: Jeweils den einzelnen Stoff in einer $^1/_4$ Tasse warmem Wasser (Wasser kurz aufkochen und abkühlen lassen) auflösen und schluckweise trinken. Die einzelnen Mittel können in einem $^1/_4$–$^1/_2$-stündlichen Abstand eingenommen werden.

Dosierung pro Trunk

Kdr. bis 6 Jahre:	2–3 Tabl.
Kdr. bis 12 Jahre:	5–6 Tabl.
Ab 12 Jahre:	10–12 Tabl.

Heiße Sieben (gegen Kopfschmerzen, Krämpfe, Koliken)
Man nehme 10 Tabletten des Schüßler-Salzes Nr. 7 *(Magnesium phosphoricum)* und löse diese in einem $^1/_2$ Glas mit kochend heißem Wasser auf. Die Mischung sollte schluckweise und so heiß wie möglich getrunken werden.

Merke: Wie die homöopathischen Kügelchen werden auch die Schüßler-Salz-Tabletten mit Milchzucker hergestellt.
Bei Milchzucker-Unverträglichkeit geben Sie die Tabletten in trinkwarmes Wasser. Nach ungefähr 4 Minuten kann das Wasser dann vorsichtig weggetrunken werden, sodass der Milchzucker im Glas zurückbleibt. Dadurch wird die Menge des aufgenommenen Milchzuckers deutlich reduziert, ohne dass die Wirkung der Mineralstoffe beeinträchtigt wird.

ÄUSSERLICH
Sie können entweder eine Salbe auftragen, bei Fieber einen kalten Wadenwickel damit anlegen oder bei Husten einen

warmen. Auch Kompressen lassen sich mit Schüßler-Salben herstellen.

Die zwölf Hauptmittel

Nr. 1: Calcium fluoratum D 12
Das Salz für Bindegewebe, Gelenke und Haut.

Tabletten
Zur Erhaltung und Verbesserung der Gefäß- und Bindegewebselastizität.

Salbe
Pflegebedürftige, sensible und trockene Haut (im Alter plus Nr. 11).

Nr. 2: Calcium phosphoricum D 6
Das Salz für Knochen und Zähne.

Tabletten
Aufbau- und Kräftigungsmittel, Zell- und Knochenaufbau.

Salbe
Aufbaubedürftige Haut, Cellulite. Sehr gut auch für Kinder.

Nr. 3: Ferrum phosphoricum D 12
Das Salz für das Immunsystem.

Tabletten
Abwehrsteigerung bei Entzündungen, beginnender Erkältung, Fieber.

Salbe
Strapazierte Haut, Muskelkater, Sonnenbrand, Massagen.

Nr. 4: Kalium chloratum D 6
Das Salz für die Schleimhäute.

Tabletten
Abwehrsteigerung bei Katarrhen, Erkältung (sofern schon Schleimabsonderung).

Salbe
Trockene Haut und weiße Hautschuppen.

Nr. 5: Kalium phosphoricum D 6
Das Salz für Nerven und Psyche.

Tabletten
Stärkung und Kräftigung der Nerven und des Herzens.

Salbe
Unreine, nervöse Haut, Jugend-Akne, Pickel und Pusteln.

Nr. 6: Kalium sulphuricum D 6
Das Salz für die Entgiftung.

Tabletten
Anregung der Schleimhauttätigkeit, starke Erkältung.

Salbe
Bei gelben Hautschuppen und eitrigen Pickeln.

Nr. 7: Magnesium phosphoricum D 6 *(Heiße Sieben)*
Das Salz gegen Krämpfe und Schmerzen.

Tabletten

Blitzmittel zur Entkrampfung und Entspannung, für einen tiefen Schlaf.

Salbe

Gereizte Haut, Jucken, Muskelschmerzen, blaue Flecken.

Nr. 8: Natrium muriaticum/chloratum D 6

Das Salz für den Flüssigkeitshaushalt.

Tabletten

Blutbildung, Wasserausscheidung.

Salbe

Lippenpflege, Vorbeugung und Juckreizlinderung bei Insektenstichen.

Nr. 9: Natrium phosphoricum D 6

Das Salz für den Stoffwechsel.

Tabletten

Übersäuerung bei Rheuma und Gicht, Sodbrennen.

Salbe

Bei fetter, großporiger Haut und Mitessern.

Nr. 10: Natrium sulphuricum D 6

Das Salz für die Ausscheidung.

Tabletten

Entschlackung, Hilfe für die Leber, Anregung der Gallebildung, zur Unterstützung einer Diät.

Salbe
Bei aufgeschwemmter Haut, für Entfettungskuren.

Nr. 11: Silicea (Kieselerde) D 12
Das Salz für Haare, Haut und Bindegewebe.

Tabletten
Zur Kräftigung und Gesunderhaltung von Haut, Haaren und Nägeln, Altershaut.

Salbe
Nagelbettpflege, für die Haut ab 30, bei Faltenbildung, Altersflecken.

Nr. 12: Calcium sulphuricum D 6
Das Salz für die Gelenke.

Tabletten
Blut- und Säftereinigung, bei chron. Katarrhen und Durchfällen.

Salbe
Bei runzliger Haut, zur Vorbeugung von braunen Altersflecken.

Es wäre sinnvoll, vor der Verwendung auszutesten oder austesten zu lassen, welche Salze angezeigt sind.

Schwarzkümmelöl

Im Orient wird die Pflanze schon seit mehr als 3000 Jahren in der Naturmedizin eingesetzt. Auch in Europa war der Schwarzkümmel als Heil- und Gewürzpflanze einst sehr geschätzt, fiel hier jedoch im 18. Jahrhundert der Vergessenheit anheim.

Merke: Nur das ägyptische Schwarzkümmelöl hat heilende Wirkung.

Es enthält Vitamine und Spurenelemente, die als Antioxidantien bezeichnet werden und positiv auf das Immunsystem einwirken. Ferner entzündungshemmende Substanzen und schmerzlindernde Stoffe sowie natürliches Vitamin E, Pantothensäure, Biotin (wichtig für Haut und Haare) und v. a. Folsäure in hoher Dosis, die für unseren Körper ebenfalls sehr wichtig ist und die wir über die Nahrung kaum ausreichend zu uns nehmen können. Auch in der Krebstherapie wurde Schwarzkümmelöl schon erfolgreich eingesetzt, das aber gehört natürlich in die Hand eines erfahrenen Naturheilkundlers.

Bei größerer körperlicher Anstrengung, wie z. B. beim Schneeschippen, habe ich gelegentlich Atemprobleme. Aber ein Schluck aus der Buddel mit dem Schwarzkümmelöl beseitigt die Probleme innerhalb weniger Minuten.

Allerdings: Der Geschmack ist gewöhnungsbedürfig. Dafür wirkt es hervorragend.

Das Öl lässt sich auch sehr gut äußerlich anwenden, z. B. bei Hauterkrankungen. Innerlich empfehle ich normalerweise die Kapseln.

Natürlich hatte ich in meiner Praxis auch Patienten mit Heuschnupfen. Die ganzjährige regelmäßige Einnahme von einer Kapsel (ggf. bis zu 3 x 2) täglich hielt sie fast beschwerdefrei. Darüber hinaus blieben alle, die die Kapseln zur Vorbeugung von September bis März nahmen (1 Kaps. tgl.), von Erkältungen und grippalen Infekten verschont.

Auch bei Diabetes soll Schwarzkümmelöl eine sehr gute Wirkung haben.

INHALATION

1 Glas Schwarzkümmelsamen, fein mahlen, mit 1 Liter kochendem Wasser übergießen, 5 Min. ziehen lassen, abkühlen. (Alternativ: 1 Schnapsglas Öl auf 1 Liter heißes Wasser.) Dann 10 Min. inhalieren. Sie können diese Inhalation mehrmals tgl. durchführen, sogar schon vor dem Frühstück.

SALBE

Zutaten

2 EL Öl
2 EL Samen, fein gemahlen

Zubereitung

Das Öl vorsichtig in einer Pfanne erhitzen, den gemahlenen Samen in das erhitzte Öl rühren und vorsichtig ausbacken, Öl abseihen und auskühlen lassen.

Anwendung

Salbe 3 x täglich mit einem Wattestäbchen vorsichtig in den äußeren Gehörgang geben.

KÜHLENDES ÖL

Zutaten

3 EL Schwarzkümmelöl
3 EL Samen fein gemahlen

Zubereitung

Das Öl vorsichtig in einer Pfanne erhitzen, den gemahlenen Samen einrühren und vorsichtig ausbacken, Öl abseihen und auskühlen lassen.

Anwendung

3 x täglich dünn auftragen, möglichst kühl (Kühlschrank)

Schwedenkräuter

Zur Zeit unserer Urgroßmütter waren Schwedenkräuter *das* Heilmittel schlechthin. Es gibt den *kleinen* und den *großen Schwedenbitter*. Das Rezept beruht auf einer alten Handschrift eines bekannten schwedischen Arztes.

Hier die Zutaten für den *großen* Schwedenbitter, mit dem ich gute Erfahrungen gemacht habe:

26 g Wermut	2 g Kampfer echt
18 g Rhabarber	2 g Blutwurz (Tormentill)
18 g Theriak venezian	2 g Bibergail
13 g Myrrhe	5 g Lärchenschwamm
18 g Kalmuswurzel	1 g Safran
35 g Muskatnuss	2 g Muskatblüte
7 g Enzian	5 g Roter Ton (Terra sigullata Fer.)
7 g Angelikawurzel	9 g Zitterwurzel
4 g Eberwurz	2 g Sennesblätter
7 g Kieselerde (Diotöm)	

Zubereitung

Kräuter mit 1,0 l 38 % – 40 % Wacholderbrand (Korn o. Ä.) ansetzen, 14 Tage ziehen lassen (täglich schütteln), dann abgießen und auf den verbleibenden Satz noch einmal 0,75 l Wacholderbrand geben.

Sie können sich diese Mischung auch in der Apotheke zusammenstellen lassen oder als fertige Tinktur besorgen.

INNERLICHE ANWENDUNG

Fördert die Verdauung und den Stoffwechsel, stärkt das Immunsystem.

Vorbeugend: morgens und abends je 1 TL Bitter in einem $^{1}/_{2}$ Glas Wasser trinken.

Akutfall: Täglich 3 TL.

ACHTUNG: Nicht zusammen mit Milch einnehmen, da diese die Wirkstoffe neutralisiert.

ACHTUNG: Nicht geeignet für Kinder, Schwangere, Alkoholiker und Leberkranke.

ÄUSSERLICHE ANWENDUNG

Bei Prellungen, Rheuma, Gicht, Rückenbeschwerden, Kopf- und Zahnschmerzen, usw.

Ein Stück Mull oder etwas Watte mit dem Schwedenbitter befeuchten und auf die betreffende Stelle legen, die vorher mit Ringelblumensalbe eingerieben worden ist. Darüber zum Schutz der Wäsche etwas Plastikfolie, dann ein Tuch darüber, befestigen oder mit einer Binde umwickeln.

2–4 Stunden einwirken lassen, ggfs. auch über Nacht. Nach dem Abnehmen des Umschlags sollte die Haut eingepudert werden.

ACHTUNG: Bei Hautreizungen kürzer anwenden. Bei Menschen, die auf Kunststoff empfindlich reagieren, bitte die Plastikfolie weglassen.

Spenglersan-Kolloide

Der Begründer der Spenglersan-Immuntherapie war Dr. med. Carl Spengler (1860–1937), der mit Robert Koch an der Erforschung der Tuberkulose arbeitete.

Die Spenglersan-Therapie ist eine Reiztherapie und wirkt auf den gesamten Organismus, wodurch die Selbstheilungskräfte des Körpers stimuliert werden.

Die Spenglersan-Kolloide sind biologische Stoffe aus verschiedenen Bakterienstämmen. Das hört sich sehr gefährlich an, ist es aber nicht, da diese auf die Potenz D 9 verdünnt und verschüttelt (potenziert) werden → *Homöopathie*.

Vor allem zwei Spenglersane sind es, die Ihr Abwehrsystem und Ihre gesamte Konstitution stärken können:

- Kolloid G wirkt entzündungshemmend und beugt Infekten vor.
- Kolloid K stärkt den Kreislauf und wirkt anregend auf die Leber- und Nierenfunktion.

Die Spenglersan-Kolloide werden vom Kranken selbst mit dem Handballen in einer Menge von 3 – 5 Tropfen kräftig in die Ellenbeuge einmassiert. (Bei Säuglingen wird 1 Tropfen mit dem Unterärmchen in die Bauchhaut eingerieben.)

Da die Spenglersane äußerlich angewendet werden, sind sie auch für Menschen mit Magenproblemen gut verträglich.

KUR ZUR STÄRKUNG DES ABWEHRSYSTEMS

1. Woche:
Kolloid K jeden 2. Tag 10 Tr.
2. Woche:
Kolloid G jeden 2. Tag 10 Tr.
3. Woche:
Kolloid K jeden 2. Tag 10 Tr.
(Kinder bis zu 10 Jahren nur 5 – 7 Tr. tgl.)

HINWEIS: Spenglersan liefert die Kolloide inzwischen nicht mehr in Fläschchen mit Tropfverschluss, sondern mit Sprühkopf. 1 Sprühstoß entspricht 1 Tropfen.

Teebaumöl

Das Teebaumöl stammt ursprünglich aus Australien; dort wird es in der Naturmedizin schon seit Jahrtausenden verwendet. Die Blätter von *Malaleuca alternifolia* enthalten ein ätherisches Öl mit keimtötender und entzündungshemmender Wirkung, die zum Teil erheblich höher ist als bei anderen Antiseptika (z. B. Carbolsäure/Phenol). Außerdem ist Teebaumöl gewebeschonend und nicht giftig. Manche Menschen reagieren allerdings allergisch darauf.

Merke: Teebaumöl ist nicht gleich Teebaumöl. Bitte achten Sie beim Kauf daher unbedingt auf Folgendes:

Die beiden wichtigsten chemischen Verbindungen sind Therpentinen-4-OL und Cineol. Therpentinen-4-OL hat eine starke Heilwirkung, weshalb sein Gehalt so hoch wie möglich sein sollte, mindestens 30 %. Cineol hingegen (auch unter dem Namen Eukalypthol bekannt) sollte in möglichst geringer Menge enthalten sein, maximal 5 %. Dass es sich um naturreines Teebaumöl handeln sollte, ist wohl selbstverständlich.

Leider ist der Geruch des Teebaumöls sehr stark und wird von vielen Menschen als unangenehm empfunden. In solchen Fällen ist Grapefruitkern-Extrakt (s. S. 150) eine gute Alternative.

ACHTUNG: Die Augen dürfen keinesfalls mit dem Extrakt in Berührung kommen. Ggfs. mit warmem Wasser ausspülen und den Arzt konsultieren.

Wadenwickel

Wadenwickel sind ein altes, vollkommen nebenwirkungsfreies Hausmittel zur Fiebersenkung.

ACHTUNG: Wadenwickel dürfen nicht gemacht werden, wenn der Kranke trotz Fiebers kalte Füße hat oder friert.

Sie benötigen:
2 kleine Handtücher
2 etwas größere Handtücher
eine wasserdichte Unterlage
eine Schüssel mit lauwarmem Wasser
Fieberthermometer

Bevor Sie die Wadenwickel anlegen, schützen Sie das Bett mit der wasserdichten Unterlage. Meist reicht schon ein Badetuch.

Tauchen Sie die kleineren Handtücher in die Wasserschüssel und drücken Sie sie danach leicht aus. Wickeln Sie nun um jeden Unterschenkel ein nasses Tuch.

Anschließend die etwas größeren Tücher trocken über die beiden nassen Tücher wickeln.

Lassen Sie die Wadenwickel für etwa zehn Minuten an den Beinen. Danach erneuern Sie die Wickel, indem Sie die Innentücher wieder in frisches lauwarmes Wasser tauchen. Nach zwei bis drei Wiederholungen beenden Sie die Wadenwickel. Anschließend bitte Fieber messen.

Bei kleineren Kindern, die leicht auskühlen, reichen oft schon 10 Minuten Wadenwickel. Die Körpertemperatur soll während der Behandlung um maximal 1 Grad Celsius absinken.

Die wichtigsten homöopathischen Mittel

Acidum formicicum	Ameisensäure
Acidum phosporicum	Phosphorsäure
Aconitum	Blauer Eisenhut
Allium cepa	Küchenzwiebel
Apis	Honigbiene
Argentum nitricum	Silbernitrat
Arnica	Bergwohlverleih
Arsenicum album	Weißer Arsenik
Avena sativa	Echter Hafer
Belladonna	Tollkirsche
Berberis	Berberitze (Sauerdorn)
Bryonia	Zaunrübe
Calcium carbonicum	Kalk der Austernschale
Calcium fluoratum	Flussspat
Calendula	Ringelblume
Cantharis	Spanische Fliege
Carbo vegetabilis	Holzkohle
Causticum	Ätzstoff ohne Kalkum
Chamomilla	Kamille
China	Chinarindenbaum
Cicuta virosa	Wasserschierling
Cimicifuga	Wanzenkraut
Cocculus	Indische Kockelskörner
Colocynthis	Koloquinte (Kürbisgewächs)
Crotalus	Waldklapperschlange
Cuprum	Kupfer
Dulcamara	Bittersüß
Echinacea	Sonnenhut
Eupatorium (perfoliatum)	Wasserhanf

Euphrasia	Augentrost
Ferrum phosphoricum	Eisenoxidphosphat
Galphimia glauca	Kleiner Goldregen
Gelsemium	Wilder Jasmin
Hepar sulphuris	Kalkschwefelleber
Hypericum	Johanniskraut
Ignatia	Ignatiusbohne
Ipecacuanha	Brechwurzel
Jodum	Jod
Kalium phosphoricum	Kaliumphosphat
Lachesis	Buschmeister (Schlange)
Ledum	Sumpfporst (Erikagewächs)
Magnesium phosphoricum	Magnesiumphosphat
Mercurius solubilis	Quecksilbermischung
Natrium muriaticum	Natriumchlorid (Küchensalz)
Nux vomica	Brechnuss
Okoubaka	Westafrikanischer Urwaldbaum
Pulsatilla	Küchenschelle
Rhus toxicodendron	Giftsumach
Ruta	Weinraute
Sepia	Tintenfisch
Staphysagria	Stephanskraut
Sulphur	Schwefel
Symphytum	Beinwell
Tabacum	Tabak
Thuja	Lebensbaum
Wyethia	Korbblütler
Zincum	Zink

Fertigpräparate

Bitte lesen Sie unbedingt die Packungsbeilage und halten Sie sich an die Angaben bzw. an die Hinweise in diesem Buch. Wenn Sie darüber hinaus noch Fragen haben, informieren Sie sich im Internet oder setzen sich mit der Herstellerfirma in Verbindung. Man antwortet Ihnen gern.

ACHTUNG: Viele dieser Präparate, v. a. die Lösungen, enthalten Alkohol.

Einige der genannten Produkte, z. B. Nachtkerzenöl, werden heute von mehreren Herstellern angeboten. Um zu entscheiden, welches das preisgünstigste Mittel ist, achten Sie am besten darauf, wie viel Inhaltsstoffe die einzelne Tablette/das einzelne Dragee enthält.

Nur sehr wenige Präparate sind an Kindern getestet worden, daher fehlt bei vielen Herstellern eine Dosierungsangabe für unter 12-Jährige. Wenn jedoch Mengen für Kinder unter 12 angegeben sind, können Sie davon ausgehen, dass das Mittel auch für diesen Patientenkreis unbedenklich ist.

HINWEIS: Für viele der hier angeführten Fertigpräparate sind unterschiedliche Produkte verschiedener Hersteller auf dem Markt. Ihre Apothekerin informiert Sie gerne über solche Alternativprodukte, die denselben Wirkstoff enthalten wie das namentlich erwähnte Fertigpräparat.

Angocin N (REPHA)

Inhaltsstoffe
Kapuzinerkressenkraut, Meerrettichwurzel

Anwendung
Infektionen der Harnwege, Entzündungen der Mandeln, der Nase und der Nasennebenhöhle, katarrhalische Erkrankungen der Atemwege und grippale Infekte.
Als Vorbeugung bzw. bei den allerersten Erkrankungsanzeichen.

Dosierung
Kurmäßige Anwendung vom Herbst bis zum Ende des Winters:
1 x 2 Tabl. tgl. zum Frühstück
Akut:
Erw.: Je nach Schweregrad 3 x 5 x tgl. 4 – 5 Tabl. nach den Mahlzeiten
Kinder 4 – 8 J.: 3 – 5 x tgl. 2 – 3 Tabl. nach den Mahlzeiten

Bienenzell Wabensalbe 5 % (Eccelente Marketing GmbH)

Inhaltsstoffe
U. a. Bienenwabenextrakt, Olivenöl sowie Kamillenblütenextrakt

Anwendung
Wirkt auf Muskeln und Gelenke.
Da das frühere *Hormonapin* vom Markt genommen wurde, kann die Bienenzell Wabensalbe, die jetzt unter Kosmetika

läuft, bei den genannten Symptomen wirkungsvoll eingesetzt werden.

Dosierung

Je nach Bedarf mehrmals tgl. auftragen oder in die Haut einreiben. Auch für Salbenpackungen, vorzugsweise nachts, geeignet. Dazu die Salbe messerrückendick auftragen und gut abdecken, damit sie nicht die Bettwäsche verschmutzt.

Bronchipret (Bionorica)

Inhaltsstoffe

Primelwurzeln und Thymiankraut

Anwendung

Bei akuter und chronischer Bronchitis, wenn übermäßige Verschleimung und Husten im Vordergrund stehen.

Dosierung

3 x tgl. 1 Tbl. unzerkaut vor den Mahlzeiten mit ausreichend Flüssigkeit

Calendula-Essenz (Wala)

Inhaltsstoffe

Auszug aus Calendula (Ringelblume)

Anwendung

Zur örtlichen Behandlung von Wunden und oberflächlichen Entzündungen, Spülung von Mundhöhle und entzündeten Schleimhäuten.

Dosierung

ÄUSSERLICH
Umschläge 1 – 2 TL Tinktur auf ca. $^1/_4$ l abgekochtes Wasser. Eine Kompresse mit dieser Lösung tränken und 1 – 2 x tgl. ca. 15 Min. auf das betreffende Hautgebiet legen.

SPÜLUNG
1 EL Tinktur auf $^1/_2$ Tasse warmes Wasser geben und als Mundspülung verwenden. 1 – 3 x tgl. den Mund etwa 2 – 3 Min. spülen.

ACHTUNG: Nicht anwenden bei Überempfindlichkeit gegen Calendula und andere Korbblütler.

Carminativum-Hetterich N (Madaus AG)

Inhaltsstoffe
Auszug aus Kamillenblüten, Pfefferminzblättern, Fenchel, Kümmel und Pomeranzenschalen

Anwendung
Bei Magen- und Darmbeschwerden, Blähungen und Verstopfung.

Dosierung
3 x tgl. 30 Tr. in Flüssigkeit während des Essens oder 1 x 30 Tr. bei akuten Beschwerden.
ACHTUNG: Bei Gallensteinleiden nicht ohne Rücksprache mit dem Arzt verwenden.

Carmol Magen-Galle-Darm-Tropfen (Omegin)

Inhaltsstoffe
Löwenzahn, Pfefferminz, Artischocke

Anwendung
Bei Magen- und Darmbeschwerden, Blähungen und Verstopfung.

Dosierung
3 – 4 x tgl. 40 – 50 Tr. vor den Mahlzeiten in etwas Wasser.
ACHTUNG: Nicht bei Verschluss der Gallenwege, Darmverschluss, Allergie gegen Artischocken und andere Korbblütler, bei Gallensteinen nur nach Rücksprache mit dem Arzt.

Chlorella pyrenoidosa Hau (z. B. Sanatur)

Die Süßwasseralge Chlorella ist ähnlich nährstoffreich wie Spirulina und enthält außergewöhnlich viel Chlorophyll. Wachstum und Ernte erfolgen nach ökologischen Gesichtspunkten. Herbizid- und pestizidfrei. Die Zellwand wird für die bessere Verdaulichkeit schonend aufgeschlossen.
Dabei bleiben die Cellulose- und Faseranteile als gesunde Ballaststoffe erhalten.

Anwendung
Entgiftung

Dosierung
Tgl. 3 x 2 – 5 Tabletten oder 3 TL Pulver mit viel Wasser trinken.

Combuduron Gel (Weleda)

Inhaltsstoffe
Auszüge aus der Kleinen Brennnessel und Arnica

Anwendung
Hilft bei leichten Verbrennungen und Verbrühungen, Sonnenbrand oder Insektenstichen.

Dosierung
In den ersten Stunden immer wieder dünn auftragen, kühlt die betreffende Stelle und lindert den Schmerz. Im Anschluss an die Erstversorgung einer Verbrennung mit Combuduron-Flüssigkeit regt Combuduron Gel die Regeneration der Haut an.
ACHTUNG: Bei Überempfindlichkeit gegen Arnica nicht verwenden.

Contramutan N Saft (A. Nattermann & Cie. GmbH)

Inhaltsstoffe
Indianischer Wasserdost (*Eupatorium perfoliatum*) plus drei weitere wirksame Arzneipflanzen (Blauer Eisenhut [*Aconitum*], Sonnenhut [*Echinacea*], Tollkirsche [*Belladonna*])
Gibt es als Saft, Tropfen und Tabletten.

Anwendung
Erkältungskrankheiten, also fieberhafte und grippale Infekte, Katarrhe und Entzündungen im Nasen- und Rachenbereich. Auch zur Vorbeugung geeignet.

ACHTUNG: Nicht einnehmen bei Überempfindlichkeit gegen Korbblütler sowie bei schweren Erkrankungen wie Tuberkulose und Aids.

Dosierung

Akut:
Kdr. und Erw. Anfangsdosis 1 x 1 EL
Zur Weiterbehandlung:
Erw. stündlich 1 EL
Kdr. stündlich 1 TL
Zur Vorbeugung:
Erw. 3 x tgl. 1 EL
Kdr. 3 x tgl. 1 – 2 TL
Sgl. jeweils die Hälfte der angegebenen Kinderdosis.
Vor jedem Gebrauch gut schütteln!

Conjunctisan B (vitOrgan)

Inhaltsstoffe

Homöopathisches Komplexmittel aus Biomolekülen verschiedener Augengewebe, z. B. Netzhaut, Sehnerv, Hornhaut usw.

Anwendung

Allergische Erkrankungen der Hornhaut und Bindehaut der Augen, Augenjucken.

Dosierung

Nach Packungsbeilage.
Praktisch hierbei sind die einzeln abgepackten Einmaldosen aus Kunststoff, da Augentropfen nur kurze Zeit haltbar sind, wenn sie der Luft ausgesetzt sind.

Coradol (Coradol-Pharma)

Komplexmittel. Enthält 17 % Alkohol.

Anwendung
Bluthochdruck, Arterienverkalkung (Arteriosklerose).

Dosierung
Morgens und abends vor den Mahlzeiten 1 TL.

Cranberry + C (z. B. Arkopharma)

Inhaltsstoffe
Konzentrat aus ausgesuchten Cranberries + natürlichem Vitamin C

Anwendung
Bei Blasenentzündungen und zur Unterstützung der Blasenfunktion.

Dosierung
Jeweils 1 – 2 Kaps. täglich morgens und abends mit einem großen Glas Wasser während der Mahlzeiten.
Vor Licht und Feuchtigkeit schützen, bei Zimmertemperatur (15 – 25° C) aufbewahren.

Euminz N
(ehem. Lichtwer, heute Klosterfrau)

Inhaltsstoffe
Pfefferminzöl

Anwendung
Kopfschmerzen.
Nach einer Studie der Universität Kiel erbrachte Pfefferminzöl – nebenwirkungsfrei – einen ebenso starken Rückgang der Kopfschmerzen wie Paracetamol.
ACHTUNG: Das starke ätherische Öl macht die Wirkung homöopathischer Mittel zunichte.

Gelomyrtol forte (Pohl-Boskamp)

Inhaltsstoffe
Myrtol, eine Mischung aus Limonenöl, Cineol und Pinen

Anwendung
Husten und Erkältung sowie Atemwegserkrankungen. Erleichtert das Abhusten bei Bronchitis, Sinusitis (Nasennebenhöhlenentzündung), Tracheitis (Entzündung der Luftröhre).

Dosierung
Erw. 3–4 x tgl. 1 Kaps.
Chronisch: 2 x tgl. 1 Kaps.
Jeweils eine halbe Stunde vor dem Essen mit reichlich kalter Flüssigkeit einnehmen.
Zur Verbesserung der Nachtruhe kann die letzte Dosis vor dem Schlafengehen eingenommen werden.
Kinder: jeweils die Hälfte der Erwachsenendosis.

Tipp: Bei Kindern bietet sich die Einnahme von Gelomyrtol zusammen mit Apfelmus an.
Kleinere Kinder können die kleinere Form der Kapseln einnehmen.

Hepar-SL-forte
(ehem. Sertürner/Lichtwer, heute Klosterfrau)

Inhaltsstoffe
Artischockenblätterextrakt
Dosis (320 mg Extrakt/Tablette)

Anwendung
Verdauungsbeschwerden, z. B. Völlegefühl und Blähungen.

Dosierung
3 x tgl. 1 – 2 Drgs. nach den Mahlzeiten.
Der Artischockenblätter-Trockenextrakt fördert die Fettverdauung und Ausscheidung von Cholesterin.

ACHTUNG: Nicht verwenden bei einer Allergie gegen Artischocken und/oder andere Korbblütler. Auch nicht bei Verschluss der Gallenwege.

HEVERT Stoffwechsel-Tee N (HEVERT)

Inhaltsstoffe
Löwenzahn, Pfefferminze, Schafgarbe, javanische Gelbwurz
Der Tee wirkt entzündungshemmend und abwehrsteigernd, außerdem hat er eine positive Wirkung auf Leber und Galle (und damit gegen Blähungen).
ACHTUNG: Nicht verwenden bei Magen- und Zwölffingerdarmgeschwüren. Bei Gallensteinen nur nach Rücksprache mit dem Arzt oder Naturheilkundler.
Vorsicht auch bei Überempfindlichkeit gegen Korbblütler.

Rezept

Übergießen Sie zwei gehäufte Teelöffel Hevert-Stoffwechsel-Tee N mit einer Tasse heißem Wasser, 10 Min. lang zugedeckt ziehen lassen und dann durchseihen.
3 x tgl. eine Tasse möglichst heiß trinken.
Kurmäßig anwenden.
Zum Süßen bitte Honig verwenden.

Iberogast (Steigerwald)

Inhaltsstoffe

Bittere Schleifenblume, Angelika, Kamille, Kümmel, Mariendistel, Melisse, Pfefferminze, Schöllkraut, Süßholz

Anwendung

Bei Magen-Darm-Beschwerden, Völlegefühl, Blähungen.

Dosierung

3 x tgl. vor oder zu den Mahlzeiten in etwas Flüssigkeit.

Erw. + Jugendl.	20 Tr.
Kdr. von 6 – 12 J.:	15 Tr.
Kdr. von 3 – 6 J.:	10 Tr.
Kdr. von 3 Monaten bis 3 J.:	8 Tr.
Sgl. unter 3 Monaten:	6 Tr.

Imupret (Bionorica)

Inhaltsstoffe

Eibischwurzel, Kamillenblüten, Schachtelhalmkraut, Walnussblätter, Schafgarbenkraut, Eichenrinde, Löwenzahnkraut

Anwendung

Akut tgl. 5 – 6 Einzeldosen, nach Abklingen 3 x tgl. 1 Einzeldosis.

Dosierung

Tropfen	Erw.	1 x 25 Tr.
	Schulkdr.	1 x 15 Tr.
	Kleinkdr.	1 x 10 Tr.
	Sgl.	1 x 5 Tr.
Dragees	Erw.	1 x 2 Drgs.
	Schulkdr.	1 x 1 Drg.

Klosterfrau Melissengeist (Klosterfrau)

Inhaltsstoffe

Echte Melisse aus streng kontrolliertem, biologischem Anbau sowie eine Reihe weitere ätherische Öle in alkoholischem Auszug

Anwendung

INNERLICH

Nervöse Beschwerden, innere Unruhe, Einschlafstörungen, Lampenfieber, nervös bedingte Kopfschmerzen, Wetterfühligkeit, nervös bedingte Magen- und Darmbeschwerden (ACHTUNG: Nicht bei Magen- und Darmgeschwüren verwenden), sowie zur Vorbeugung gegen Erkältung und grippale Infekte.

ÄUSSERLICH

Muskelkater, Hexenschuss und Nervenschmerzen.

ACHTUNG: Enthält 79 Vol.-% Alkohol!

Kohle-Compretten (z. B. Merck)

Inhaltsstoffe
Medizinische Kohle

Anwendung
Durchfall

Dosierung
Akuter Durchfall:
Erw.: 2 – 4 Kohle-Compretten 3 – 4 x tgl.
Kdr.: die Hälfte

Korodin Herz-Kreislauf-Tropfen (Robugen)

Inhaltsstoffe
Homöopathisches Komplexmittel aus Kampfer, Weißdornbeeren und Menthol (60 % Alkohol)
ACHTUNG: Alle kampferhaltigen Mittel zerstören die Wirkung homöopathischer Mittel.

Anwendung
Bei Schwindel, niedrigem Blutdruck, leichten Herz- und Kreislaufstörungen.

Dosierung
3 x tgl. 10 Tr. auf 1 St. Zucker oder unverdünnt, nicht mit Wasser.
Im akuten Schwächeanfall oder bei drohendem Kollaps: Alle 15 Min. 5 Tr.

Lomaherpan-Creme (Lomapharm)

Inhaltsstoffe

Trockenextrakt aus Melissenblättern (enthält Konservierungsstoffe)

Anwendung

Zur Linderung von Beschwerden bei Herpes simplex. Die Creme gleich nach dem Auftreten der ersten Symptome auftragen, so wird die weitere Ausbreitung des Virus besonders effektiv bekämpft.

Dosierung

Mehrmals tägl. auftragen.

Meditonsin (Medice)

Inhaltsstoffe

Homöopathisches Komplexmittel aus *Aconitinum, Atropinum sulfuricum, Mercurius cyanatus*

Anwendung

Grippale Infekte, besonders bei aufkommenden Erkältungskrankheiten. Akute Mandelentzündung, Seitenstrangangina.

Dosierung

Bei akuten Zuständen, alle halbe bis ganze Std., höchstens 12 x tgl.
Sgl. ab 7 Mon.: nach Rücksprache mit Arzt je 1 – 3 Tr.
Kleinkdr. ab 1 Jahr: je 2 – 5 Tr.
Kleinkdr. von 6 – 12 Jahren: je 3 – 6 Tr.

Erw. u. Jugendl. ab 12 Jahren: je 5 – 10 Tr.
ACHTUNG: enthält 6 Vol.-% Alkohol!

Procordal Vertigo (Müller-Göppingen)

Inhaltsstoffe
Komplexmittel aus *Cocculus, Ipecacuanha, Tabacum*, jeweils in der D 6

Anwendung
Reisekrankheit

Dosierung
Soweit nicht anders verordnet, bei chronischen Beschwerden 1 – 3 x tgl. 5 – 10 Tr., bei akuten Beschwerden alle halbe bis ganze Stunde, max. 6 x am Tag 5 Tr.
ACHTUNG: Enthält 50 Vol.-% Alkohol.

Retterspitz (Retterspitz)

Retterspitz ist ein altes Hausmittel, das innerlich und äußerlich anwendbar ist.

INNERLICH

Inhaltsstoffe
U. a. Zitronensäure, Weinsäure, Thymianöl, Zitronenöl, Orangenöl und einige natürliche Zusatzstoffe. 2 % Alkohol.
Retterspitz innerlich ist ein Magen-Darm-Mittel, das den Säure-Basen-Haushalt wiederherstellt.

Anwendung
Bei Sodbrennen, Reizmagen, Magenschmerzen, Übersäuerung, Untersäuerung, Blähungen, Völlegefühl.

Dosierung
Erw.: 3 – 5 x tgl. 1 Likörglas (20 ml) eine $^{1}/_{4}$ Std. vor den Mahlzeiten.
Kdr. ab 2. J.: 3 – 5 x tgl. 1 EL (15 ml). Jeweils unverdünnt.

ÄUSSERLICH

Inhaltsstoffe
Wie Retterspitz innerlich + Arnica

Anwendung
Wirkt unterstützend bei allen entzündlichen Prozessen mit Schmerzen, Rötung, Fieber, Schwellung. Auch bei Zerrungen, Prellungen, Rheuma, Ekzemen, Wunden, usw.

Dosierung
Unverdünnt oder mit Wasser verdünnt als Wickel, Umschlag oder »nasse Strümpfe«.
1 $^{1}/_{2}$ – 2 Std. anwenden, ggf. schneller erneuern.
ACHTUNG: Nicht anwenden bei Niereninsuffizienz.

Sanhelios Artischocken Dragees
(Börner)

Inhaltsstoffe
54% Artischockenextrakt
Dosis 400 mg Extrakt/Dragee

Anwendung
Verdauungsbeschwerden, z. B. Völlegefühl und Blähungen

Dosierung
3 x tgl 1–2 Drgs. zu den Mahlzeiten.
Unterstützt die Fettverdauung des Körpers.

ACHTUNG: Nicht verwenden bei Verschluss der Gallenwege oder Allergie gegen Artischocken und/oder andere Korbblütler.

Schwarzkümmelöl
(z. B. Kräuterhaus Sanct Bernhard)
→ *Siehe Behandlungsempfehlungen* S. 170

Dosierung
1 Kaps. morgens kurmäßig von September bis März oder wie jeweils unter *Beschwerden* angegeben.

Seda-Plantina (Quiris)

Inhaltsstoffe
Passionsblume, Baldrian und Melisse

Anwendung
Bei Einschlaf- und Durchschlafstörungen.

Dosierung
Bei nervös bedingten Einschlafstörungen: 2 Tabl. ½ bis 1 Std. vor dem Schlafengehen. Unzerkaut mit einem Glas Trinkwasser.

Für Erw. und Kdr. ab 12 Jahren.
ACHTUNG: Nicht im Liegen einnehmen.

Sinupret forte (Bionorica)

Inhaltsstoffe
Eisenkraut, Enzianwurzel, Gartensauerampferkraut, Holunderblüten, Schlüsselblumenblüten mit Kelch

Anwendung
Bei akuten und chronischen Entzündungen der Nasennebenhöhlen.

Dosierung
Erw.: 3 x tgl. 1 Drg.

Spirulina platensis Hau (z. B. Sanatur)

Inhaltsstoffe
Mikroalgen. Vollwertiges Pflanzeneiweiß mit allen 8 essenziellen Arminosäuren, wichtigen Mineralstoffen und Spurenelementen, zahlreichen Vitaminen und aktivem Vitamin B_{12}, Beta Carotin (Provitamin A), Fettsäuren Typ Omega 6 und 9, u. a. Gamma Linolensäure, Polysacchariden, wertvollem Chlorophyll und sekundären Pflanzenstoffen

Anwendung
Bei einem erhöhten Bedarf an Nährstoffen, z. B. während der Schwangerschaft und Stillzeit, beim Fasten und zur Ergänzung einer diätetischen Kost. Zum Dauerverzehr (auch für Kinder) sehr zu empfehlen.

Dosierung

3 x 2 – 5 Tabl. à 400 mg tgl. oder 2 – 3 TL Pulver mit etwas Flüssigkeit zwischen oder mit den Mahlzeiten. Bei stärkerer Beanspruchung kann die Menge individuell erhöht werden. Auf langen Reisen, beim Sport, in Stresssituationen (z. B. Examenszeit, bei langen Autofahrten oder bei Jetlag) immer wieder eine Tablette zwischendurch lutschen.
Zur Amalgamausleitung kurmäßige Einnahme in steigender Dosis nach Anweisung des Herstellers bzw. Ihres Heilpraktikers, kombiniert mit Spiru-Zink, Spiru-Selen und Korianderöl.

Thermo-Bürger-Salbe (Bürger)

Inhaltsstoffe

Extrakt aus Cayenne-Pfeffer

Anwendung

Bei Rheuma und ähnlichen Erkrankungen, aber auch gegen Prellungen, Verstauchungen usw.

Dosierung

3 x tgl. auftragen und gut einmassieren.

ACHTUNG: Nach Gebrauch Hände gründlich waschen. Keine zusätzliche Wärmebehandlung. Kontakt mit offenen Hautstellen oder Schleimhäuten vermeiden, da diese Salbe sehr stark reizt.

Tiger Balm (Klosterfrau)

Ein uraltes Mittel aus dem Fernen Osten mit einem sehr breiten Anwendungsgebiet, von Muskel- und Gelenkbeschwerden bis zu Erkältungskrankheiten. Gibt es als Salbc und Pflaster. ACHTUNG: »Killt« aufgrund der enthaltenen starken ätherischen Öle alle homöopathischen Mittel.
Bei Säuglingen und Kleinkindern nicht anwenden.

Dosierung
Nach Herstellerempfehlung.

- **Tiger Balm Rot**

  Inhaltsstoffe
  Kampfer, Menthol, Gewürznelken, Cajeputstrauch, Pfefferminze

  Anwendung
  Muskel- und Gelenkschmerzen, rheumatische Erkrankungen, Ischias, Hexenschuss, Bandscheiben und Kreuzbeschwerden, Muskelverspannungen, Verstauchungen, Prellungen, Zerrungen.

- **Tiger Balm Weiß**

  Inhaltsstoffe
  Identisch wie bei Tiger Balm Rot, nur in anderen Mengenverhältnissen.

  Anwendung
  Erkältungsbeschwerden und Juckreiz nach Insektenstichen.

- Das **Tiger Balm Medizinische Pflaster** bietet sich zur Behandlung von Muskel- und Gelenkbeschwerden an.

Tonsipret (Bionorica)

Inhaltsstoffe

Capsicum annuum (Spanischer Pfeffer oder Paprika), *Guaiacum officinalis* (Guajakholzbaum), *Phytolacca americana* (Amerikanische Kermesbeere mit hängenden Fruchtständen)

Dosierung

Akut:	
Kdr. 1 – 5 J.:	bis zu 6 x tgl. 1 Tbl. oder 5 – 10 Tr.
Kdr. 6 – 11 J.:	bis zu 8 x tgl. 1 Tbl. oder 15 Tr.
ab 12 J.:	bis zu 12 x tgl. 1 Tbl. oder 15 Tr.
Chronisch:	
Kdr. 1 – 5 J.:	1 x tgl. 1 Tbl. oder 5 – 10 Tr.
Kdr. 6 – 11 J.:	bis zu 2 x tgl. 1 Tbl. oder 5 – 10 Tr.
ab 12 J.:	bis zu 3 x tgl. 1 Tbl. oder 5 – 10 Tr.

Traumeel S-Salbe (Heel)

Inhaltsstoffe

Homöopathisches Komplexmittel aus Arnica, Calendula, Hamamelis u. a.

Anwendung

Bei Verletzungen, Verstauchungen, Verrenkungen, Prellungen, Blut- und Gelenkergüssen, Knochenbrüchen.

Umckaloabo (Spitzner)

Inhaltsstoffe
Auszug aus der Wurzel von *Pelargonium*, einer südafrikanischen Geranienart. Diese Pflanze wird bereits seit langer Zeit in der Volksmedizin Südafrikas eingesetzt.

Anwendung
Akute und chronische Infektionen, v. a. der Atemwege und des Hals-Nasen-Rachenbereichs, z. B. Bronchitis, Mandelentzündung, Rachenentzündung, Nasennebenhöhlenentzündung

Dosierung
Akutfall:

Erw. + Kdr. über 12 J.:	3 x tgl. 30 Tr.
Kdr. von 6 – 12 J.:	3 x tgl. 20 Tr.
Kdr. von 1 – 5 J.:	3 x tgl. 10 Tr.

Bei chronischem Krankheitsverlauf:
Erw. + Kdr. über 12 J.: 3 x tgl. 10 – 20 Tr.
Tropfen jeweils ca. 30 Min. vor den Mahlzeiten mit etwas Flüssigkeit.

Wobenzym N (Mucos)

Inhaltsstoffe
Kombinationsmittel aus verschiedenen Enzymen
ACHTUNG: Nicht anwenden bei Überempfindlichkeit gegen Ananas oder Papaya. Kann zu Verstopfung führen.

Anwendung
Entzündungen im Hals-Nasen-Ohrenbereich, der Atmungsorgane, Harn- und Geschlechtsorgane, Venen- und

Lymphgefäße, Durchblutungsstörungen, bei rheumatischen Erkrankungen, nach Verletzungen wie Prellungen und Verstauchungen, der Haut, Verbrennungen, Schnittwunden, Beingeschwüren, Ödemen entzündlichen Ursprungs sowie Entzündungen nach Strahlenbehandlung

Dosierung

Zur Behandlung von Entzündungen beträgt die Dosierung für Erwachsene in der ersten Woche 3 x 5 Dragees pro Tag. Anschließend sollten 3 x 3 Dragees pro Tag bis zum Abklingen der Beschwerden eingenommen werden. Wobenzym N eignet sich auch zur Dauerbehandlung.
Bei Bedarf kann die Tagesdosis auf bis zu 30 magensaftresistente Dragees gesteigert werden. Nehmen Sie die Dragees $^1/_2$ bis 1 Std. vor den Mahlzeiten unzerkaut mit ausreichend Flüssigkeit ein. Wobenzym N sollte bis zum völligen Verschwinden der Beschwerden eingenommen werden.

Wobenzym N-Kur

Eine Kur dauert 6 – 8 Wochen. Man nimmt tgl. 3 x 4 oder 3 x 5 Drgs. Die Packung mit 200 Drgs. ist die ideale Einstiegsgröße.

Zahncreme (Homöopathie-verträglich)

Beispiele

Calendula-Zahncreme (Weleda)

Inhaltsstoffe

Auszug u. a. aus Calendula, Myrrhe, Fenchelöl

Sole-Zahncreme (Weleda)

Inhaltsstoffe
u. a. Myrrhe, Ratanhiawurzel, Rosskastanienrinde, Meersalz, Jojobaöl

Elmex mentholfrei (Gaba)

Inhaltsstoffe
Frei von ätherischen Ölen wie Pfefferminze und Menthol, enthält allerdings Aminfluorid und wird oft empfohlen, wenn homöopathische Mittel genommen werden. Wegen des Gehalts an Aminfluorid empfehle ich Ihnen jedoch, lieber die Sole-Zahncreme zu nehmen.

BioTMsan

Ist eine Zahncreme mit der Technologie von effektiven Mikroorganismen (EM) und rein natürlichen Inhaltsstoffen aus kontrolliert-biologischem Anbau.

Inhaltsstoffe
Salbei, Ratanhiawurzel, Neemrinde, Myrrhen- und Propolisharz, sowie natürliche ätherische Öle von Nelke, Zimt und Kamille
Empfehlenswert wie die Sole-Zahncreme.

Ihre Hausapotheke

Damit bei akuten Beschwerden die wichtigsten Mittel schnell zur Hand sind, habe ich für Sie zwei kleine naturheilkundliche Apotheken zusammengestellt, eine für zu Hause und die Reiseapotheke für unterwegs.

ACHTUNG: Da Medikamente immer trocken und kühl gelagert werden sollten, ist der beste Platz für Ihre Hausapotheke im Flur oder im Schlafzimmer. Küche oder Bad sind nicht geeignet.

Bitte überprüfen Sie regelmäßig (zwei Mal pro Jahr) die Mittel Ihrer Haus- und Reiseapotheke auf Vollständigkeit und Haltbarkeitsdatum.

Ihre Hausapotheke könnte also enthalten:

Allgemeines

Fieberthermometer
Verbandsmaterial
Verbandsschere
Pflaster
Pinzette

Hausmittel

Heilerde
Kohletabletten
Retterspitz

Pflanzenheilkunde

Aloe-Vera-Gel (nach Anbruch im Kühlschrank aufbewahren)
Grapefruitkern-Extrakt

Schwarzkümmelöl
Teebaumöl

Schüßler-Salze
Nr. 3 (Ferrum phosphoricum D 12)
Nr. 5 (Kalium phosphoricum D 6)
Nr. 7 (Magnesium phosphoricum D 6) – für die *Heiße Sieben*
Nr. 11 (Silicea D 12)

Homöopathie
Aconitum C 30
Allium cepa C 30
Apis C 30
Argentum nitricum C 30
Arnica C 30
Arsenicum album C 30
Belladonna C 30
Bryonia C 30
Calendula C 30
Cantharsis C 30
Chamomilla C 30
Cuprum met. C 30
Dulcamara C 30
Echinacea C 30
Eupatorium Pent. C30
Euphrasia D 2
Ferrum phosphoricum C 30
Gelsemium C 30
Hepar sulphuris C 30
Hypericum C 30
Ignatia D 30
Ipecacuanha C 30

Ledum C 30
Natrium muriaticum C 30
Nux vomica C 30
Pulsatilla C 30
Rhus tox. C 30
Ruta C 30
Silicea C 30
Staphysagria C 30
Sulphur C 30
Symphytum C 30
Zeckenbiss-Nosode C30

Spenglersan
Kolloid G

Fertigpräparate
Angocin
Bronchipret
Calendula-Essenz
Carmol
Iberogast
Imupret
Sanhelios Artischocken-Dragees
Sinupret
Tonsipret
Traumeel-Salbe S
Umckaloabo

Bachblüten
Rescue-Tropfen

Ihre Reiseapotheke

Die Reiseapotheke ist quasi die kleine Schwester Ihrer Hausapotheke unter besonderer Berücksichtigung der gesundheitlichen Probleme, die auf einer Reise innerhalb Europas auftreten können.

Allgemeines
Fieberthermometer
Verbandsmaterial
Verbandsschere
Pflaster
Pinzette

Hausmittel
Kohletabletten

Pflanzenheilkunde
Teebaumöl

Schüßler-Salze
Nr. 3 (Ferrum phosphoricum D 12)
Nr. 7 (Magnesium phosphoricum D 6) – für die *Heiße Sieben.*

Homöopathie
Aconitum C 30
Apis C 30
Argentum nitricum C 30
Arnica C 30
Arsenicum album C 30 + D 30

Belladonna C 30
Bryonia C 30
Calcium carbonicum D 30
Cantharis C 30
Carbo vegetabilis C 30
Causticum C 30
Chamomilla C 30
Cocculus C 30 + D 12
Colocynthis C 30
Dulcamara C 30
Echinacea C 30
Eupatorium D 200
Ferrum phosphoricum C 30
Gelsemium C 30
Hepar sulphuris C 30
Ignatia D 30
Ipecacuanha C 30
Ledum C 30
Nux vomica C 30
Pulsatilla C 30
Rhus tox. C 30
Ruta C 30
Sulphur C 30
Tabacum C 30
Zeckenbiss-Nosode C 30

ACHTUNG: Bei Flugreisen die Mittel unbedingt gegen Strahlung schützen (s. S. 158)

Spenglersan
Kolloid G

Fertigpräparate

Angocin
Bienenzell Wabensalbe 5 %
Bronchipret
Carmol
Iberogast
Imupret
Procordal Vertigo
Sinupret
Traumeel-Salbe S
Umckaloabo

Bachblüten

Rescue-Tropfen

Register

W

Z

Literaturempfehlungen

Aloe Vera

ALICE BERINGER: »*Aloe Vera – Die Königin der Heilpflanzen. Natürlich gesund und schön durch den reinen Extrakt der Aloe Vera*«, ISBN 978-3453660182, Heyne Verlag, München

Grapefruitkern

SHALILA SHARAMON/BODO J. BAGINSKI: »*Das Wunder im Kern der Grapefruit*«, ISBN 978-3893851615, Windpferd Verlag, Aitrang 1998

SHALILA SHARAMON/BODO J. BAGINSKI: »*Heilen mit Grapefruitkern-Extrakt*«, ISBN 978-393851614, Windpferd Verlag, Aitrang

Homöopathie

Heidi Grollmann/Urs Maurer: »*Homöopathische Selbstbehandlung in Akutfällen*«, ISBN 978-3952100414, Gromaverlag, Baar

Nachtkerzenöl

JUDY GRAHAM: »*Das Nachtkerzenöl – Seine bemerkenswerten Eigenschaften und seine Verwendungsmöglichkeiten zur Behandlung zahlreicher Erkrankungen*«, ISBN 978-3925524141, Semmelweis-Institut

Schüßler-Salze

RICHARD KELLENBERGER/FRIEDRICH KOPSCHE: *»Mineralstoffe nach Dr. Schüßler – ein Tor zu körperlicher und seelischer Gesundheit«*, ISBN 978-3855025954, AT Verlag, Aarau

Schwarzkümmel

DR. MED. PETER SCHLEICHER/DR. DR. MED. MOHAMED SALEH: *»Natürlich heilen mit Schwarzkümmel«*, ISBN 978-3517083131, Südwestverlag, München

Teebaumöl

MONIKA JÜNEMANN/SYLVIA LUETJOHANN: *»Die drei großen Heiler«*, ISBN 978-3893851942, Windpferd Verlag, Aitrang (über Teebaumöl, Schwarzkümmelöl, Johanniskraut)

CYNTHIA B. OLSEN: *»Die Teebaumöl-Hausapotheke«*, ISBN 978-3893851386, Windpferd Verlag, Aitrang

Notrufnummern

Erste Hilfe, Notarzt/Rettungsdienst	112
Feuer	110

Giftnotrufzentralen

Bitte die nächstgelegene Notrufzentrale anrufen:

Berlin	030-1 92 40
Bonn (für Nordrhein-Westfalen)	0228-92 40
Erfurt (für Mecklenburg-Vorpommern, Sachsen, Sachsen-Anhalt und Thüringen)	0361-73 07 30
Freiburg	0761-1 92 40
Göttingen (für Bremen, Hamburg, Niedersachsen u. Schleswig-Holstein)	0551-1 92 40
Homburg/Saar (für das Saarland)	06841-1 92 40
Mainz (für Rheinland-Pfalz u. Hessen)	06131-1 92 40
München (für Bayern)	089-1 92 40
Nürnberg (für Bayern)	0911-3 98 24 51
Wien (für Österreich)	+43-1-4 06 43 43
Zürich (für Schweiz)	145 (in der Schweiz)
Von Deutschland aus	+41-44-2 51 66 66 (Infoline) +41-44-2 51 51 51 (Notruf)

Die Giftnotrufzentrale will wissen:

- Was wurde eingenommen?
- Wie viel schlimmstenfalls?
- Wann und wo war die Einnahme?
- Wie geht es dem Betroffenen?
- Was wurde bereits unternommen?

Folgen Sie den Empfehlungen des Giftnotrufes. Immer gilt: Sicherheit vor Geschwindigkeit!

Notizen

Notizen

Notizen

Notizen